Johannes Joos

Die Praxis des Schröpfens

Schröpftechniken und Empfehlungen für die häufigsten Indikationen

Rainer Bloch Verlag

Fotos im Buch: Johannes Joos

Die Praxis des Schröpfens
Schröpftechniken und Empfehlungen für die häufigsten Indikationen
Johannes Joos
ISBN 978-3-942179-54-6
Rainer Bloch Verlag
1. Auflage, 10.11. 2019
Paperback DIN-A5

Druck: SOL-Service GmbH, Westendstraße 5, 86529 Schrobenhausen

Impressum:

Rainer Bloch Verlag, Schwetzinger Str. 4, D - 69469 Weinheim,

Webseite: www.Bloch-Verlag.de, buch@bloch-verlag.de

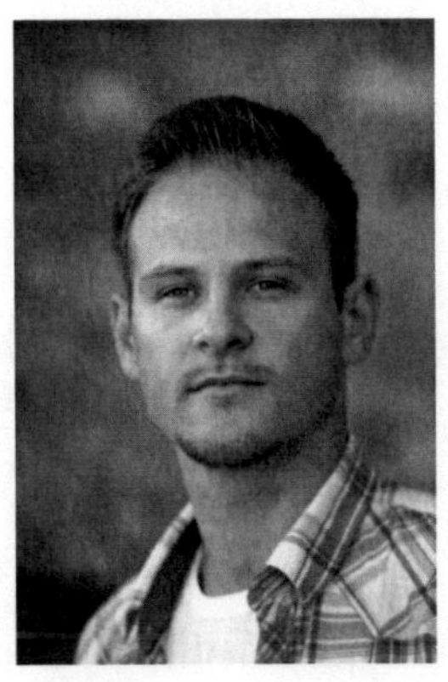

Über den Autor:

Johannes Joos wurde 1988 in Stuttgart geboren und wuchs in der Nähe von Freiburg im Breisgau auf. Nach seinem Zivildienst in einer Schwerbehinderten Einrichtung machte er eine Ausbildung zum Gesundheits- und Krankenpfleger. Bis heute arbeitet er in einem Akutkrankenhaus auf verschiedenen Abteilungen (Chirurgie, Innere Medizin, Überwachungseinheiten). Neben seinem Beruf im Krankenhaus bildete er sich fortlaufend weiter. Es folgte die Ausbildung und Zulassung als Heilpraktiker, sowie folgende Ausbildungen: ganzheitlicher Ernährungsberater, Ayurvedamasseur, Basenfastenleiter, langjährige Hospitation in einer Arztpraxis für Chinesische Medizin, Ausbildung in Traditioneller Chinesischer Medizin - Hippokrates Heilpraktikerschule Freiburg, einen Monat Praktikum auf der Insel Malta/ Gozo in der Abteilung für Chinesische Medizin am staatlichen Krankenhaus in Zusammenarbeit mit vier chinesischen TCM- Ärzten der VR China, eine Ausbildung zum "Psychotherapeutischen Begleiter" an der Psychoteraschule in Freiburg und zu guter Letzt eine Ausbildung in Tuina - Anmo Therapie an der Bio-medica Fachschule in Basel.

Seit 2014 arbeitet Herr Joos in seiner eigenen Praxis in Emmendingen und betreut Patienten mit unterschiedlichsten Erkrankungen.

Johannes Joos ist verheiratet und Vater von zwei Kindern.

Inhaltsverzeichnis

Vorwort

Sehr geehrter Leser, sehr geehrte Leserin,

so wie Akupunktur, Ernährungslehre und die Kräuterheilkunde, gehört auch das Schröpfen in das Repertoire der Traditionellen Chinesischen Medizin. Diese Methode wird meist für Beschwerden und Erkrankungen des Bewegungsapparates eingesetzt, also des Skelettsystems, der Muskulatur, des Bindegewebes und der Gelenke. Allerdings kann das Schröpfen, nach der traditionellen Lehre auch Einfluss auf die Regulationsmechanismen der inneren Organe, des Nervensystems und somit auch der Psyche nehmen.

Das Schröpfen ist eine sehr alte Methode, die nicht nur in China zur Anwendung kam. Aufgrund ihrer unkomplizierten Anwendung und gleichzeitiger Effektivität ging diese uralte Kunst, man kann fast sagen, einmal um die Welt herum. Sie zählt bis heute in Ländern wie zum Beispiel Russland, Marokko und Indien zu den traditionellen Hausmitteln bei verschiedensten Beschwerden.

Ich schreibe dieses Buch, um Ihnen diese wertvolle Methode nahezubringen, denn Sie ist einfach erlernbar, kostengünstig und bietet kaum Nebenwirkungen oder Kontraindikationen. Sie ist ein guter Begleiter im Praxisalltag und kann unter anderem dazu verwendet werden, den Körper zu entspannen und zu regulieren.

Die notwendigen Utensilien dafür können Sie einfach über verschiedene Bezugsquellen beziehen und gleich damit beginnen.

Ich empfehle Ihnen die Technik des Schröpfens mit einfachen Akupressurgriffen zu ergänzen, um das Konzept abzurunden. Hierfür können Sie meinen Ratgeber; ‚Akupressur für jedermann', oder ein anderes Werk nutzen.

Die Studienlage zur Schröpftherapie ist bis heute nicht eindeutig, da es aufgrund des Verfahrens an sich nur schwer gelingt, eine adäquate Placebogruppe zusammenzustellen. Die wissenschaftlichen Ergebnisse sind daher sehr unterschiedlich. Es gibt sehr positive Studien zu dem Thema[1], aber auch solche, die das Schröpfen eher kritisch beleuchten.

Ich persönlich habe in der Praxis mehrheitlich positive Ergebnisse erzielen können, ebenso wie viele meiner Kollegen und sicherlich tausende Praktiker/ Ärzte, welche die Traditionelle Chinesische Medizin jeden Tag praktizieren.

Die Traditionelle Chinesische Medizin ist eine sogenannte ‚Erfahrungsheilkunde', die sich auf überlieferte Erfahrungen von mehr als 2000 Jahren Medizingeschichte stützt. Dennoch ist sie nicht abgeneigt, ihre Methoden nach neusten wissenschaftlichen Standards zu erforschen und zu überprüfen.

Ich gebe Ihnen in diesem Buch eine Anleitung bzw. Inspiration, das Verfahren des Schröpfens selbst auszuführen und sich Ihr ganz persönliches Urteil darüber zu bilden.

Ich habe die Erfahrung gemacht das Patienten die Therapie gerne annehmen und immer wieder danach verlangen. Bei allen hier vorgestellten Schröpfkombinationen erlebe ich, dass sich die jeweiligen Beschwerden verbessern, bzw. deutlich nachlassen. In diesem Sinne kann ich die Erfahrungen der Traditionellen Chinesischen Medizin ganz klar teilen.

Hippokrates prägte seiner Zeit einst das Zitat: ‚*Wer heilt, hat recht!*'.

Dieser Satz wird trotz modernster Medizin und Forschung seine Richtigkeit nie verlieren. Solange eine alternative Therapie vorsichtig und mit Bedacht eingesetzt wird, das bedeutet auch, dass eine ggf. notwendige konventionelle Therapie nicht verzögert wird, sollte sie ein wichtiger Bestandteil einer professionellen, patientenorientierten Behandlung sein.

Ich wünsche Ihnen viel Freude beim Lesen und hoffe, das Buch kann Ihren Erwartungen gerecht werden!

---

[1] https://www.carstens-stiftung.de/artikel/schroepfen.html

Abgrenzung

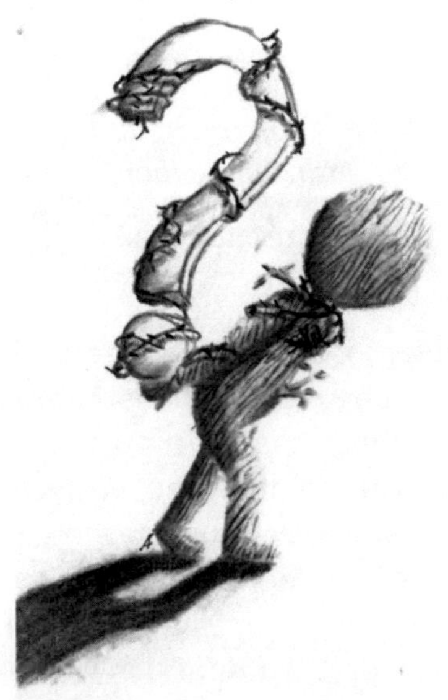

Ich möchte ausdrücklich darauf hinweisen, dass dieses Buch nicht den Eindruck erwecken soll, eine ärztliche Diagnostik zu verzögern oder eine notwendige Therapie umgehen zu können. Traditionelle Chinesische Medizin kann dazu verwendet werden, Begleitsymptome von Erkrankungen zu bessern, Schmerzen zu lindern oder eigenständig Erkrankungen zu behandeln. Dies sollte aber erst dann erfolgen, wenn klar ist, um welche Erkrankung es sich handelt und ob nicht eine andere Therapie vorrangig wäre. Ich möchte Sie hier dazu anspornen, Ihre Vorsorgeuntersuchungen regelmäßig wahrzunehmen und sich um Ihre Gesundheit zu bemühen. Wir leben glücklicherweise in einem Land, welches über ein hervorragendes Gesundheitssystem verfügt, zu dem jeder Zugang hat. Sollten Sie an unklaren Symptomen leiden, so denken Sie daran: Es könnte sich auch um eine ernsthafte, schwere Erkrankung handeln, daher sprechen Sie mit Ihrem Arzt darüber!

1. Geschichte des Schröpfens

‚Was Medikamente nicht heilen, heilt das Eisen.

Was das Eisen nicht heilt, heilt das Feuer, und was das Feuer nicht heilt, das ist unheilbar.‘

- Hippokrates von Kos –

Die Methode des Schröpfens ist eine uralte Therapie, die es geschafft hat, die Menschheit schätzungsweise 5000 Jahre zu begleiten[2]. Dabei ist das physikalische Verfahren das gleiche geblieben wie noch vor Urzeiten, lediglich die Instrumente dazu wurden verfeinert und modernisiert. Tatsächlich ist der Ursprung davon schwer zu erörtern, da in verschiedensten Teilen der Erde archäologische Funde zusammengetragen wurden, die Rückschlüsse darauf erlauben, dass schon in der Antike geschröpft wurde. Auch Hippokrates erwähnte dieses Verfahren in seinen Niederschriften und praktizierte es an seinen Patienten.

In der Traditionellen Europäischen Medizin, im Ayurveda und in der Traditionellen Chinesischen Medizin wurde und wird bis heute geschröpft, um Erkrankungen zu behandeln und zu verhindern.

In unserer westlichen Welt hat sich die Medizin in den letzten 150 Jahren stark gespalten. Die moderne Wissenschaft hat Einzug in die Medizin gehalten und somit enorm viele Phänomene erklärbar gemacht. Das hat geholfen, um Körper und Krankheit noch besser und gezielter zu verstehen und zu behandeln. Es konnten dadurch die größten Meilensteine in der Medizin gesetzt werden. Der modernen Medizin haben wir einiges zu verdanken. Der Sieg gegen einige der tödlichsten Infektionserkrankungen, moderne Chirurgie und eine Fülle an wirksamen Medikamenten, um das Leben zu verlängern.

Diese Euphorie der Entwicklung hat allerdings auch den Bereich der Erfahrungsheilkunde aus dem Fokus verdrängt. Es gibt Unmengen

[2] https://www.kugener.com/de/antike-medizin-fr/66-artikel/1044-roemischer-schroepfkopf.html

wirksamer, naturheilkundlicher Behandlungen, die kaum noch angeboten werden. Nicht, weil sie keiner kennt, sondern weil der Fokus auf andere Dinge gerichtet ist.

Das Schröpfen ist eines dieser Verfahren, welches durch diese Entwicklung in unseren Ländern eher selten angewendet wird. In anderen Regionen der Erde zählt das Schröpfen noch zum Repertoire von Hausärzten und Krankenhäusern. Oft wird es auch als ‚Hausmittel' innerhalb von Familien angewendet, da es, wie bereits erwähnt, unkompliziert in der Anwendung ist.

Traditionell wird mit Gefäßen aus Glas geschröpft, es kommen aber auch Gefäße aus Bambus und Ton zur Anwendung. Heutzutage gibt es auch Schröpfgläser aus Plastik. Bei dieser Variante wird durch eine Pumpe ein künstliches Vakuum erzeugt – das macht diese Methode noch alltagstauglicher und einfacher, als es bisher der Fall war.

Aus der täglichen Praxis habe ich die Erfahrung gemacht, dass das Schröpfen den meisten Patienten ausgesprochen guttut und sie immer wieder danach fragen und verlangen.

Das Schröpfen entspannt die Muskulatur, setzt deren Tonus herab und reduziert dadurch schmerzhafte Zustände. Es reguliert das vegetative Nervensystem und damit die Stressreaktion des Körpers. In einer Zeit, die für viele Menschen von Zeitdruck, Alltagsstress und chronischen Schmerzen geprägt ist, sollte das Schröpfen in der Behandlung nicht vergessen werden.

2. Wirkmechanismen – Wirktheorie

Als Schröpfen bezeichnet man ein Gebiet aus der Naturheilkunde, bei dem Schröpfgefäße eingesetzt werden, um einen therapeutisch relevanten Erfolg zu erzielen. Es sind hierfür keine Medikamente erforderlich und die Wirkung setzt meist recht schnell ein.

Ziel einer Schröpftherapie ist es, die Durchblutung zu steigern, das Immunsystem zu aktivieren und das Nervensystem zu entspannen. Das wiederrum hilft dem Organismus, seine natürlichen Selbstheilungsmechanismen zu aktivieren.

Dabei besteht das Schröpfen aus zwei Komponenten:

Umstimmungstherapie: Extravasate (aus dem Blutgefäß ausgetretene Flüssigkeiten) wirken als Reize.

Segmenttherapie: Der Ort des Schröpfens ist maßgeblich für seine Wirkung (*siehe Grafik 2)*.

Im Rahmen der sogenannten **Umstimmungstherapie** entstehen am Ort des Schröpfens Extravasate, welche in der Folge meist zu Hämatomen (Blutergüssen) werden. Dieser Gewebereiz soll die lokalen ‚Selbstheilungskräfte' aktivieren, indem der Körper versucht, dieses Hämatom wieder abzubauen. Es strömen entzündungshemmende Substanzen in den Bereich des Hämatoms ein und können so behilflich sein, entzündliche Prozesse, welche darunterliegen, günstig zu beeinflussen.

Ebenso bewirkt das Schröpfen durch die Erweiterung von Blutgefäßen eine Durchflutungsförderung im betroffenen Gebiet. Dies regt den Stoffwechsel im Gewebe an und Abbauprodukte, welche im verspannten Muskel entstehen können, so schneller abtransportiert werden. Dies unterbricht den Kreislauf, der bei langanhaltenden Schmerzen entsteht und ermöglicht eine Verbesserung der Schmerzsituation:

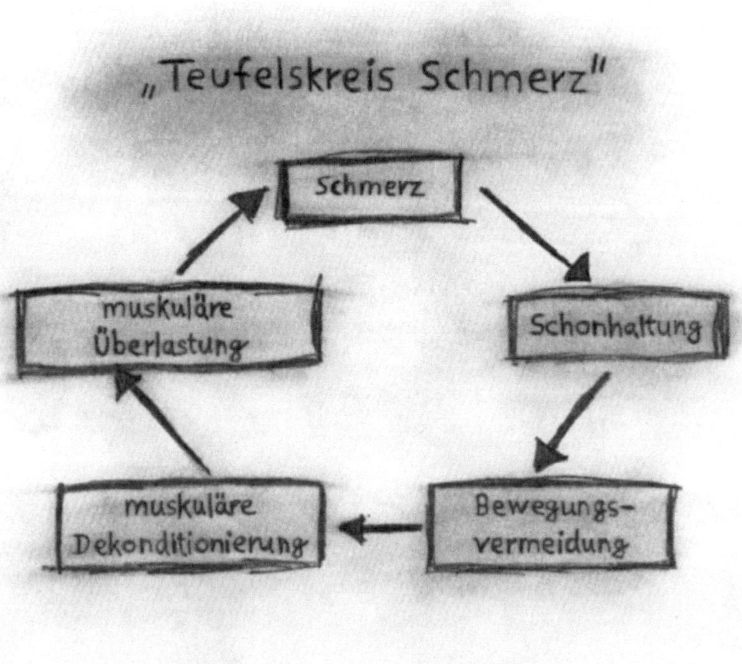

Grafik 1 - Schmerzkreislauf

Der zweite Wirkungsweg bezieht sich auf die sogenannte Segmenttherapie. Die Verbindung zwischen der Haut und den inneren Organen wird als kutiviszerale Reflexwege, oder auch Head'sche Zonen bezeichnet. Werden die Head'schen Zonen gereizt um Einfluss auf ein inneres Organ zu nehmen, so erfolgt dies über die nervale Verbindung zwischen Hautsegment und Organ. Über diese Verbindung gelingt es neurovegetative, funktionelle Organbeschwerden günstig zu beeinflussen.

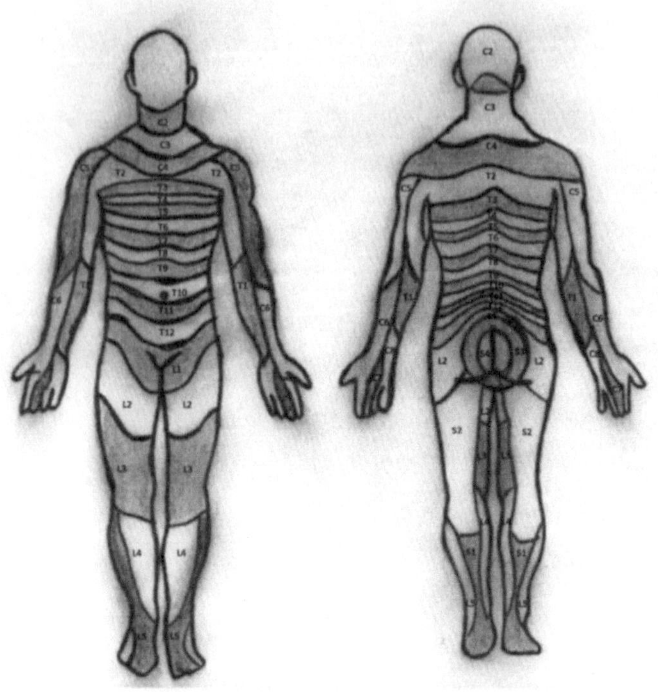

Grafik 2 - Dermatome

Auf der oben aufgeführten Grafik sehen Sie die einzelnen Dermatome, welche den Spinalnerven entspringen.

Unter einem Dermatom versteht man ein Hautgebiet, welches von einem einzelnen Spinalnerv (Nerv innerhalb der Wirbelsäule) und dessen Ganglion (Nervenzellkörper, welche Reize aus der Peripherie zum Rückenmark leiten) versorgt wird. Die Nerven versorgen nicht nur bestimmte Regionen der Haut und Muskulatur, sondern stehen auch in Beziehung zu inneren Organen.

Das bedeutet, dass anhand der Wirktheorie von Segmenttherapien, ein gestörtes Organ in seiner Funktion beeinflusst werden kann. Sollte jedoch ein struktureller Schaden für die Beschwerden verantwortlich sein, so gelingt dies nicht oder höchstens in abgeschwächter Form.

Als Beispiel: eine Tachykardie (schneller Pulsschlag) bei gesundem Herzen aufgrund von Stress, schlechter Ernährung, schlechter Fitness, kann über die kutiviszeralen Reflexzonen meist günstig beeinflusst werden. Besteht die Tachykardie aufgrund einer manifesten Herzerkrankung, oder reaktiv z.B. durch eine Schilddrüsenüberfunktion, so wird es schwierig, diese Beschwerden über die Reflexzonen zu erreichen.

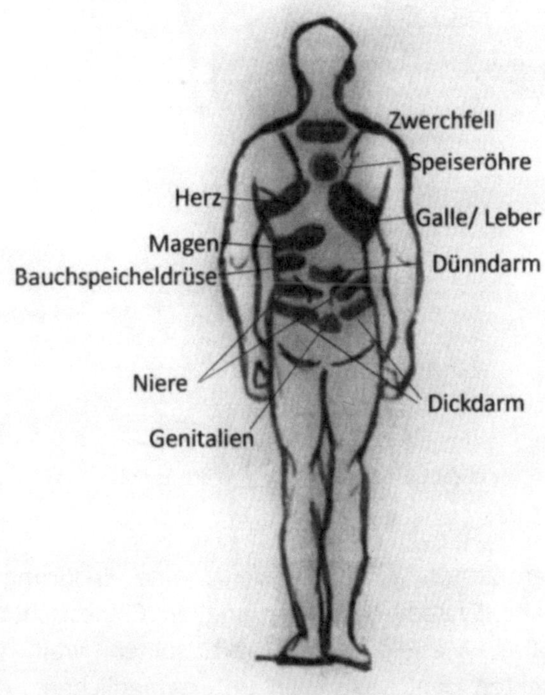

Grafik 3 – Head'sche Zonen Rückseite

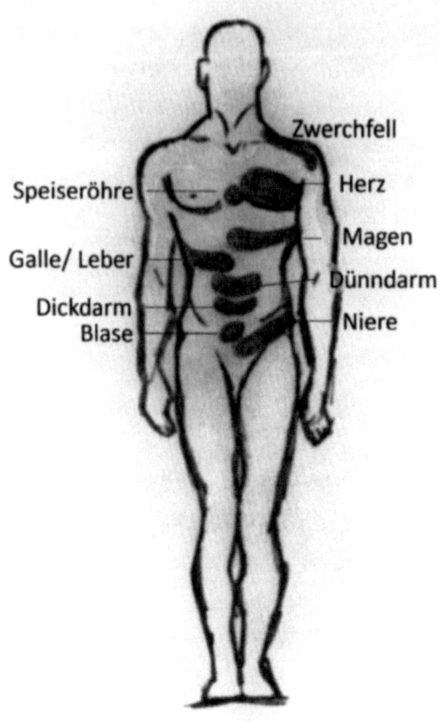

Grafik 4 – Head'sche Zonen Vorderseite

Die Head'schen Zonen geben teilweise eine Erklärung darüber, weshalb das alte System der Traditionellen Chinesischen Medizin funktioniert. Das Meridiansystem mit seinen weit über 300 Akupunkturpunkten, welche in den unterschiedlichen Reflexzonen liegen, kann ebenso als Leitlinie für eine erfolgreiche Schröpftherapie benutzt werden.

Die Schröpfzonen werden in diesem Fall nach dem Diagnoseverfahren der Chinesischen Medizin ausgewählt. Es wird eruiert, welcher Meridian betroffen ist, bzw. welches Syndrom vorliegt und danach behandelt. Da dies ein eher praktisches Buch ist, stelle ich bezüglich der Chinesischen Diagnostik nur das nötigste vor, damit möglichst rasch begonnen werden kann.

3. Kontraindikationen – Nebenwirkungen

Glücklicherweise gibt es beim trockenen Schröpfen wenige ‚Risiken und Nebenwirkungen‘. Aus diesem Grund besitzt diese Methode ein gutes Risiko-Nutzen Profil. Dennoch gibt es einige Kontraindikationen und Punkte, die es zu beachten gibt.

Kontraindikationen sind:

- Schwangerschaft
- Tuberkulose (hier darf nicht direkt in diesem Gebiet geschröpft werden, bzw. die Hautpartien, welche dem Organ entsprechen)
- Tumore (hier darf nicht direkt in diesem Gebiet geschröpft werden, bzw. die Hautpartien, welche dem Organ entsprechen)
- Hautdefekte wie: Wunden, Hautausschläge, Verbrennungen, Infektionserkrankungen: Gürtelrose, virale, bakterielle, parasitäre Erkrankungen der Haut, ebenso wie eine Pilzinfektion, Narben oder Leberflecken
- Akute Psychische Erkrankungen – Psychotische Zustände; Patienten, denen das nötige Therapieverständnis fehlt
- Patienten, die Blutgerinnungshemmer einnehmen; z.B. Phenprocoumon©, Clopidogrel©, Rivaroxaban©
- Patienten, die unter Diabetes mellitus leiden, sollten beachten, dass sich bei einem größeren Hämatom (Bluterguss) Wundheilungsstörungen entwickeln könnten. Daher empfehle ich hier eher eine leichte Schröpfkopfmassage, oder die Schröpfköpfe mit weniger Vakuum und kürzerer Zeit zu verwenden
- Dehydration (Flüssigkeitsmangel)
- Ohnmachtsneigung – nur im Liegen Schröpfen und danach Kreislaufanregung, Überwachung durch eine zweite Person und ausreichend trinken
- Im Bereich einer Strahlentherapie darf ebenfalls nicht geschröpft werden
- Patienten mit sehr dünner Haut – Pergamenthaut als Nebenwirkung einer Langzeittherapie mit Cortison

- Direkt über Krampfadern (Varizen), insbesondere dann, wenn sie Beschwerden verursachen

Nebenwirkungen:

- Schröpfen kann während der Behandlung etwas unangenehm sein und einen leichten ziehenden Schmerz verursachen
- Im Anschluss an die Behandlung bilden sich häufig Hämatome (Blutergüsse), diese verschwinden spätestens 7-10 Tage nach der Behandlung
- Bei Patienten mit schwachem Kreislauf kann das Schröpfen einen Kollaps auslösen
- Sehr selten kann es zu Blasenbildung kommen, dafür ist in der Regel ein zu hohes Vakuum verantwortlich

4. Wirkung im Sinne der Traditionellen Chinesischen Medizin

Um das Schröpfen im Sinne der Traditionellen Chinesischen Medizin anwenden zu können, ist es notwendig, das System zu verstehen, in welches Krankheit, Krankheitsentstehung und Behandlung eingeordnet wird.

Die Chinesische Medizin trennt dabei krankmachende Faktoren, welche von außen aber auch von innen kommen können.

Äußere und innere bioklimatische Faktoren:	**Westliches Krankheitsbild:**
Trockenheit	Trockener Husten, durch Klimaanlagen bedingt, Flüssigkeitsverlust durch Schwitzen, Durchfall, Erbrechen. Trockene Haut, trockenes Gewebe und Schleimhäute Symptome durch Flüssigkeitsmangel bedingt, Zungenbelag trocken, Zungenkörper klein
Kälte	Energiemangel, allgemeine Schwäche mit Kältegefühl, kalte schmerzende Gelenke, Beschwerden der unteren Lendenwirbelsäule, Frösteln, kalter Unterbauch, kalte Flanken Zungenbelag weiß, Zungenkörper weiß
Wind	Als Folge von hohem Fieber, Bluthockdruck, Kopfschmerzen, Migräne, häufig stressbedingte Beschwerden, Reizbarkeit, Schlaflosigkeit, Erkältung, Grippe, Schulter- Nacken

	Beschwerden, Schwindel, Tics, Krämpfe, Wind- und Zugempfindlichkeit, Zungenbelag normal, Zungenkörper zittert
Feuchtigkeit	Häufig mit Verdauungsbeschwerden assoziiert, Kopfschmerzen mit ‚Gefühl der Kopf sei in Watte gepackt', Benommenheitsgefühl, breiige feuchte Stuhlgänge, Schweregefühl des Bewegungsapparates, schwere Beine, Wassereinlagerungen, Neigung zur Lethargie, Zungenbelag feucht, Zungenkörper geschwollen
Hitze	Hitzegefühl, Fieber, entzündliche oft auch akute Erkrankungen. Hitze manifestiert sich oft zusätzlich zu anderen Störungen; zum Beispiel entsteht durch zu viel Qi-Stagnation in den Meridianen Hitze (Qi-Stagnation findet sich häufig bei Stress und Mangel an Bewegung/guter Ernährung/ chronischen Erkrankungen), durch zu viel erhitzende Lebensmittel manifestiert sich Hitze im Verdauungstrakt und der Leber (Fleisch, Alkohol, scharfe Gewürze, fettig Gebratenes) Zungenbelag gelb, Zungenkörper rot

Die Chinesische Medizin geht davon aus, dass ein Mensch, wie auch alles in seiner Umgebung, einen energetischen Körper darstellt. Er steht dabei im Mittelpunkt zwischen Himmel und Erde. Die Energie im Körper, aber auch die außerhalb davon, wird Qi genannt. Sie fließt nicht nur, wie häufig angenommen, in den Meridianen, sondern ist nahezu überall vorhanden. In der Luft, die wir atmen, in dem Essen, welches wir zu uns nehmen, in Lebewesen, mit denen wir unsere Erde teilen und sogar in Erkrankung steckt Qi.

Häufig kommt es in unserer westlichen Welt selbst ohne ‚krankmachende Faktoren' von außen zu einer energetisch schlechten Verfassung der Menschen. Ein großer Faktor dabei ist zu schlechtes Essen – dies führt oft zu einem überforderten Verdauungssystem und daraus resultierend zu einem Qi- Mangel. Der zweite Faktor ist Stress und zu viele krankmachende Emotionen. Diese führen in aller Regel erst einmal dazu, dass sich das Qi in seinen Leitbahnen nicht mehr ausreichend gut bewegen kann. Es kommt zu Qi –Blockaden im Organismus, welche dann wiederrum für eine Vielzahl von Symptomen verantwortlich sein können. In diesen Fällen spricht man in der traditionellen chinesischen Medizin von krankmachenden Faktoren von innen.

Dabei ist es wichtig zu verstehen, welches Verhalten welches Phänomen hervorrufen kann.

Zu wenig trinken, Rauchen, lange Zustände chronischer Hitze, chronische Hitzeerkrankungen – z.B. Krebs	Führt zu Trockenheit
Zu langer Aufenthalt in kalter Umgebung, lange Phasen, in denen sich schlecht ernährt wird (Tiefkühlkost, Junkfood, Süßigkeiten, zu viele Milchprodukte, zu wenig warmes Essen); Konstitution, zunehmendes Alter, häufiger zu	Führt zu Kälte

finden bei Frauen, Zustand nach schwerer Erkrankung, zu häufig durchgemachte Nächte, zu viel Sex, viele Geburten	
Stress, lang anhaltende Frustrationen, lange Zustände chronischer Hitze; Infekte, die nicht richtig auskuriert wurden, Ärger und Wut	Führt zu Wind
Zu viel denken, Grübeln; zu viel nässeerzeugende Nahrungsmittel wie z.B. Weißmehlprodukte, süße Speisen, Milchprodukte. Aufenthalt in Sumpfgebieten oder den Tropen, chronische Organschwächen, zu wenig Bewegung	Führt zu Feuchtigkeit / Schleim
Hektischer Lebensstil, Stress, erhitzende Lebensmittel; scharfe Gewürze, Fleisch, Alkohol, angebratenes, Kaffee, Drogen. Infekte, ein Übermaß an ‚hitzigen' Gefühlen – Gefühlsausbrüche, Wut, manisches Verhalten, Extrovertiertheit	Führt zu Hitze

Bei Beschwerden, welche durch Trockenheit verursacht werden, kann durch das Schröpfen nicht sehr viel ausgerichtet werden, bei den anderen hingegen schon.

Schröpfen besitzt eine allgemein Qi-und blutbewegende Wirkung. Außerdem bewegt es Feuchtigkeit, sodass diese zu den Ausscheidungsorgangenen transportiert werden. Hitze kann ausgeleitet werden. Es regt die Durchblutung und den Stoffwechsel an.

Zudem zieht das Schröpfen Wind und Kälte aus der oberflächlichen Körperschicht.

Schröpfen wirkt somit ausleitend, entlastend, entgiftend, aktivierend und kräftigend

Im Sinne der Chinesischen Medizin eignet sich die Therapie besonders gut, um Beschwerden an den sogenannten tendiomuskulären Meridianen zu behandeln. Diese liegen über dem eigentlichen Meridian und sind etwas breiter. Häufig sind die tendiomuskulären Meridiane bei Erkrankungen mitbeteiligt, oder es ist nur die tendiomuskuläre Schicht betroffen. In der Regel ist das der Fall bei neu aufgetretenen Verspannungen; beispielsweise durch Zug, Wind, Erkältung, muskulärer Überbeanspruchung oder Kälteexposition.

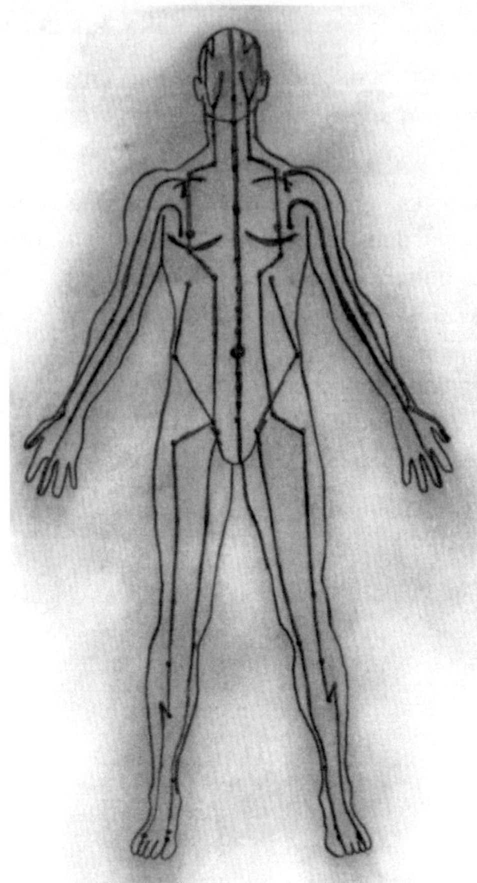

Grafik 5 – Meridiane Vorderseite

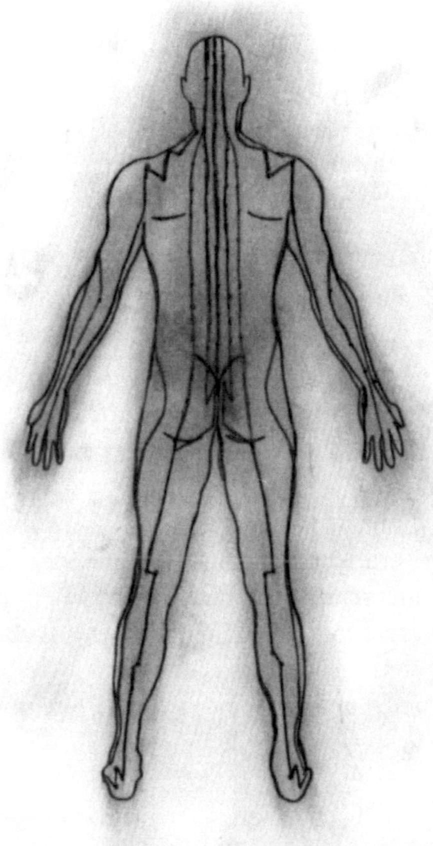

Grafik 6 – Meridiane Rückseite

Für Beschwerden des Bewegungsapparates sind meist die Faktoren Wind, Feuchtigkeit, Kälte und Qi- Stagnation verantwortlich. Diese lassen sich mit der trockenen Schröpfmethode gut beeinflussen.

Der Vollständigkeit halber möchte ich erwähnen, dass es auch das ‚blutige Schröpfen' gibt, um Hitze und Toxine aus dem Körper auszuleiten. Dabei wird die Haut leicht eingeritzt, um dann mit dem Vakuum des Schröpfkopfs Blut herauszuleiten. Diese Art des Schröpfens werde ich in diesem Buch jedoch nicht weiter ausführen, da wir einerseits in Europa weniger hitzebedingter Erkrankungen ausgesetzt sind, als in anderen Ländern und es zum anderen ebenso wirksame Therapien gibt, um diese zu behandeln (ohne dabei invasiv tätig werden zu müssen). Außerdem birgt diese Methode ein erhöhtes Risiko für Wundinfektionen und sollte daher, wenn dann, nur von einem Fachmann unter Beachtung der korrekten Hygiene, durchgeführt werden.

Um herauszufinden welcher pathogene Faktor an den Schmerzen beteiligt ist, im Anschluss eine Einteilung der Schmerzcharakteristika:

- **Wind:**
  - Ziehende Schmerzen, häufig wechselnde Lokalisation, manifestiert sich meist im Schulter/- Nackenbereich, Muskelkrämpfe, anfallsartig, findet sich häufig bei Migränekopfschmerz
- **Hitze:**
  - Oft akuter Krankheitsverlauf, brennender Schmerz, Überwärmung im schmerzhaften Gebiet, findet sich z.B. bei Entzündungsprozessen in Gelenken, Muskeln oder anderen Geweben, Besserung durch Kälte
  - *Achtung: hier muss ggf. eine akute Infektion ausgeschlossen werden!*
- **Feuchtigkeit:**
  - Dumpfe Schmerzen, Schweregefühl des Bewegungsapparates, Schwellung / Wassereinlagerungen. Bei Kopfschmerzen das Gefühl der Benommenheit ‚als sei der Kopf in Watte gepackt', Besserung durch Bewegung
- **Kälte:**
  - Degeneratives, chronisches Krankheitsgeschehen, kalte Lenden und Extremitäten, tiefer und bohrender Schmerz, Besserung durch Aktivität und Wärmeanwendungen, häufige Pathologie bei chronischen Schmerzen der Lendenwirbelsäule und Knie

5. Zungendiagnose

Die Zungendiagnose dient als eines von vielen diagnostischen Instrumenten um differenzieren zu können, welcher pathogene Einfluss den größten Anteil am Krankheitsgeschehen hat. Ich versuche mich im Folgenden an die wesentlichen Punkte zu halten, um Ihnen einen möglichst praktischen Einstieg zu ermöglichen.

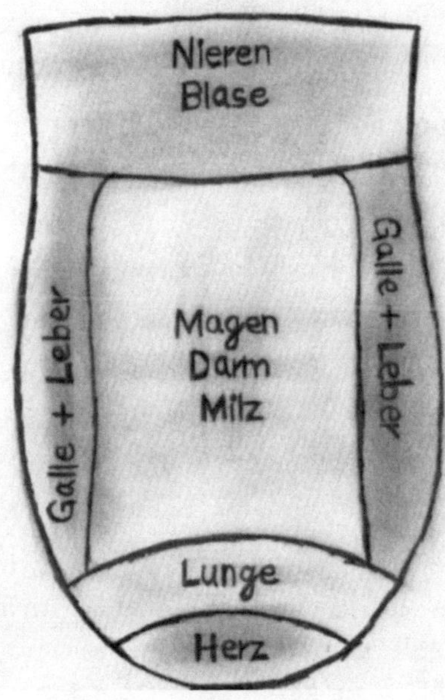

Grafik 7 - Zunge

Auf der Zunge gibt es organdominante Zonen, in denen sich der energetische Zustand der einzelnen Organe wiederspiegelt. Allgemein gilt es auf folgende Punkte zu achten:

Die Zungenform verändert sich langsam. Sie bleibt oder entsteht über Monate und Jahre:

- **Geschwollene Zunge:** zu viel Feuchtigkeit
- **Dünne, kleine Zunge:** Mangel an Qi und Blut - findet sich häufig bei psychosomatischen Beschwerdebildern

- **Zunge mit Zahneindrücken:** entspricht einer Leere, häufig bei einer Schwäche der Milz/Verdauungsfunktion
- **Rissige Zunge:** Ist die Zunge rissig und rot, so zeigt dies eine starke Hitze an, welche die Körperstruktur schädigt. Ist die Zunge dabei blass und weißlich, ist oft auch ein konstitutioneller Mangel an Qi vorhanden.

Die Farbe der Zunge entsteht über Tage, Wochen und Monate:

- **Weißlich blass:** Zeigt Leere/Schwäche an. Hier ist es wichtig, den Organismus zusätzlich zu wärmen und Qi –Mangel zu beheben, zum Beispiel mit Wärmeanwendungen und Kraftsuppen.
- **Rot:** Rot steht für eine Hitzeproblematik, hier ist zu viel Hitze in den Körper eingedrungen. Es ist sinnvoll den oberen Bereich des Körpers zu schröpfen, da Hitze natürlicherweise nach oben steigt.

Der Belag verändert sich sehr schnell, oft über Stunden und Tage:

- **Weißer Belag:** Ein weißer Belag kommt häufig bei akuten Kälte Krankheiten vor, wie der klassischen Erkältung, kann aber auch Ausdruck einer Schleimansammlung im Organismus sein. Ist der Belag puderzuckerartig so ist es möglich, dass Sommerhitze und Nässe eingedrungen sind.
- **Gelber Belag:** Die gelbe Farbe steht für eine Hitzeentwicklung im Körperinneren. Je dunkler die Farbe wird, desto ausgeprägter ist die Hitze. Oft sammelt sich dazu noch Nässe an. Es sollte eine reinigende Diät eingehalten werden (Gemüsesuppen, Vollkornbreis, frische Kräuter, kleine Mengen frischer Ingwer, Grüntee, Gerstengrassaft).
- **Grauer Belag:** Der graue Belag kann Zeichen von Hitze oder auch kalter Nässe sein. In jedem Fall ist eine Diät zugunsten des Milz Qi indiziert.
- **Feuchter Belag:** Ein feuchter Belag zeigt, dass die Körperflüssigkeiten noch nicht geschädigt wurden. Ist der Belag allerdings zu feucht, so deutet dies auf eine Nässeansammlung im Körper hin.

- **Trockener Belag:** Der trockene Zungenbelag deutet darauf hin, dass die Körpersäfte aufgebraucht, bzw. geschädigt worden sind. Das passiert häufig durch Hitzeerkrankungen. Es sollte ausreichend warm getrunken werden, hier bieten sich Kraftsuppen und Getreidecongees (siehe Ernährungsempfehlungen am Ende des Buches) an.

Eine normale, gesunde Zunge sieht wie folgt aus:

- Sie ist rosafarben, weich und leicht beweglich. Der Belag ist leicht weißlich angedeutet. Ein Patient mit solch einer Zunge ist meistens nur leicht erkrankt. Die Erkrankung ist noch nicht sehr tief eingedrungen, sondern hält sich an der Oberfläche auf.

6. Praxis des Schröpfens

Beim Schröpfen ist es von großer Bedeutung, wie hoch das Vakuum im Schröpfglas selbst ist. Es ist nicht, wie in einigen Kreisen verbreitet, wichtig, unbedingt Blutergüsse (Hämatome) zu erzeugen. Sollte es zur Hämatombildung kommen, ist dies im Sinne der TCM*[3] ein Ausdruck dafür, dass Kälte und pathogene Einflüsse aus der oberen Schicht gezogen wurden. Es ist eine Konsequenz die eintreten kann, jedoch kein Faktor der sein muss um eine Wirkung zu erzielen.

Wenn klassisch ‚mit Feuer' geschröpft wird, so ist das Vakuum meist etwas geringer als das, was sich mit Kunststoffgläsern und Vakuumpumpe erzeugen lässt. Im Verständnis der traditionellen Heilkunde ist das ‚Feuerschröpfen' dem Schröpfen mit Plastikgläsern überlegen, da die Thermik des Feuers einen zusätzlich wärmenden Effekt auf das Gewebe ausübt.

[3] * TCM = Traditionelle Chinesische Medizin

Physikalisch gesehen unterscheiden sich die Arten des Schröpfens in keiner Weise. Da es meist praktischer ist, ohne Feuer zu Schröpfen, ist diese Methode inzwischen verbreiteter.

Wenn der Sog aufgebaut wird, sollte dabei ein deutlich spürbarer Zug entstehen. Die Haut wird sich je nach Lokalisation und Patientenkonstitution schneller oder langsamer röten. ***Das Schröpfen sollte zu keiner Zeit sehr schmerzhaft sein! Bei einem handelsüblichen Schröpfglas mit ca. 5,5cm Durchmesser, wird in der Regel 3x mit der Vakuumpumpe gezogen.***

Am Muskel und Fettgewebe kann ein stärkeres Vakuum aufgebaut werden, als direkt über einer knöchernen Struktur. Hier sollte eher etwas vorsichtiger gearbeitet werden.

Die Zeit, welche die Schröpfgläser auf der Haut verbleiben, sollte variiert zwischen zwei und zwölf Minuten. Dabei gilt, je stärker die Reaktion des Patienten, umso kürzer die Verweildauer. Wird das Gewebe unter dem Glas beispielsweise nach fünf Minuten tiefblau, so sollten die Gläser entfernt werden. Zeigt sich nach zehn Minuten noch keine Reaktion an der Haut, so können die Gläser noch etwas belassen werden. Es versteht sich von selbst, dass die Prozedur immer im Dialog mit dem Patienten stattfindet. Wenn dieser die Gläser nach einer bestimmten Zeit als unangenehm wahrnimmt so sollten sie entfernt werden.

Während des Schröpfens sollte der Patient nicht alleine gelassen werden und die Schröpfköpfe stets im Auge des Behandlers bleiben. Bei Patienten mit einer stabilen, kräftigen Konstitution (fülliger, kräftiger Körperbau, laute Stimme, großer Appetit, Neigung zu Hitzeempfindungen, eher junge Patienten, oft männlich, selbstbewusst) darf stärker und länger geschröpft werden, als bei Menschen mit einer schwachen Konstitution (kleiner, schmächtiger Körperbau, leise Stimme, wenig Appetit, neigt zur Unsicherheit, häufiger Frauen, ältere Patienten, häufiger chronisch krank).

An Stellen die sehr behaart sind, verlieren die Schröpfköpfe häufig schneller den Sog. Dies kann verhindert werden, indem vorher etwas Öl aufgetragen wird, oder die Stellen rasiert werden.

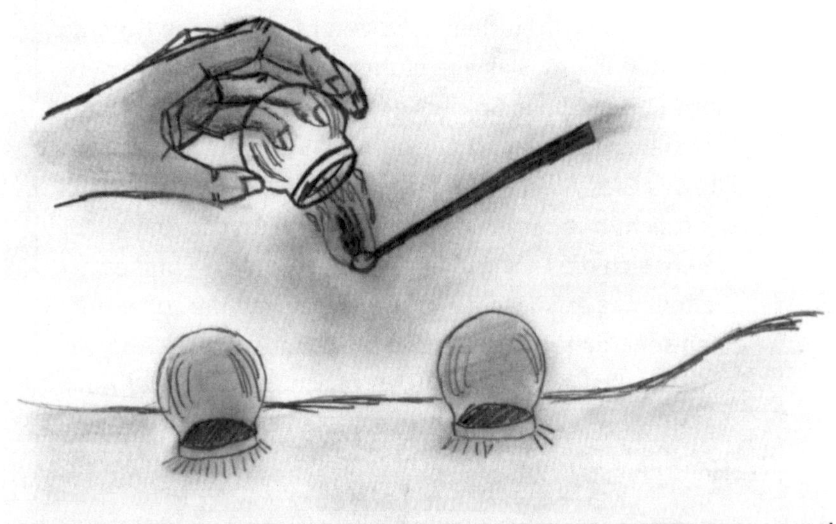

Grafik 8 - Feuerschröpfen klassisch mit Glasschröpfköpfen

Anleitung zum Feuerschröpfen

Beim Feuerschröpfen werden Schröpfgläser aus Glas verwendet. Es wird für einen kurzen Moment eine Flamme von unten in das Glas eingeführt (zum Beispiel mit einer Zange und einem in Spiritus getränkten Kugeltupfer), die Hitze lässt nun die Luft aus dem Glas entweichen. Dann sollte das Glas zügig auf die Haut aufgesetzt werden, damit es luftdicht mit der Haut abschließt. Durch das Abkühlen zieht sich die Luft im Glas wieder zusammen und es entsteht das erwünschte Vakuum. Die Flamme sollte nur einen sehr kurzen Moment im Glas bleiben, da sich sonst das Glas selbst erhitzt und zu Verbrennungen auf der Haut führen kann. Ebenso, sollte an geeignete Löschmöglichkeiten gedacht werden, falls es zu einem Missgeschick mit dem Feuer kommt.

Diese Technik bedarf etwas Übung, ist dann jedoch sehr einfach durchzuführen.

7. Schröpftherapie bei verschiedenen Erkrankungen

7.1 Kopfschmerzen

Kopfschmerzen sind eines der am häufigsten angegeben Beschwerdebilder. Grundsätzlich werden in der westlichen, sowie in der chinesischen Medizin unterschiedliche Kopfschmerzarten definiert. Grundsätzlich sollte bei unklarer Ursache eine konventionelle Ausschlussdiagnostik stattfinden, um z.B. Erkrankungen des Gehirns und Nervensystems frühzeitig zu detektieren.

Die vier, in der TCM, am häufigsten vorkommenden Arten des Kopfschmerzes sind:

- Seitliche Kopfschmerzen, sogenannter ***Gallenblasenkopfschmerz***, lokalisiert seitlich an der Stirn, neben den Augen, oft begleitet von Sehstörungen, Augenschmerz, Lichtscheu

- Okzipitaler Kopfschmerz, am Hinterhaupt, ***Blasenkopfschmerz,*** lokalisiert an der Halswirbelsäule ausstrahlend über den Kopf bis nach vorne zur Stirn.

- Stirnkopfschmerz, sogenannter ***Magenkopfschmerz,*** lokalisiert an der Stirn und im Bereich der Nasennebenhöhlen, häufig dumpf im Schmerzcharakter, begleitet von Beschwerden oder Unwohlsein des Verdauungstraktes, Gefühl der Benommenheit, ‚als sei der Kopf in Watte gepackt'.

- Ziehender Kopfschmerz, verursacht durch einen ***Windangriff/Erkältung,*** diese Art von Kopfschmerz findet sich häufig bei beginnenden Erkältungen, Grippe, Infekte oder durch Zugluft hervorgerufen. Er hat ziehenden Charakter und ist häufig an den Seiten des Kopfes, dem Musculus Trapezius, und der oberen Halswirbelsäule lokalisiert.

Gallenblasenkopfschmerz

Diese Art des Kopfschmerzes ist im westlichen Kontext am ehesten mit der klassischen Migräne vergesellschaftet. Zu den Auslösern gehören vor allem: Stress, muskuläre Verspannungen, Schlafentzug, zu stark erhitzende Lebensmittel wie: scharfe Gewürze, Alkohol, Kaffee, Fleisch, Knoblauch, Junkfood, Zucker, denaturierte Lebensmittel, Lebensmittelzusätze, Wetterwechsel, Hormonschwankungen (Einnahme der ‚Antibabypille' oder anderen Hormonpräparaten zur Empfängnisverhütung).

Zusätzlich zum Schröpfen sollten die oben genannten Auslöser selbstverständlich vermieden werden. Entspannungsverfahren wie Qi-Gong, die Akupunkturbehandlung und die Veränderung des Essverhaltens haben sich zur Therapie in der Praxis bewährt.

Die Einnahme von Vitamin B2 (Riboflavin)[4] und Magnesiumpräparaten[5] kann die Kopfschmerzen abmildern und in der Häufigkeit reduzieren. Mögliche Fehlstellungen der Halswirbelsäule sollten durch einen ärztlichen Fachmann korrigiert werden.

Ein Beispiel, wie die Schröpfzonen behandelt werden können, sehen Sie hier (Halswirbelsäule-Areale, an denen verschiedene Meridianstrukturen zusammentreffen; an der Hüfte ist der Gallenblasenmeridian, um Stagnationen in diesem Bereich zu lösen):

[4] https://www.deutsche-apotheker-zeitung.de/daz-az/2009/daz-48-2009/vitamin-b2-zur-prophylaxevon-migraeneattacken

[5] https://www.pharmazeutische-zeitung.de/ausgabe-152011/beratungswissen-kopfschmerz-und-migraene/gesunde-lebensweise-hat-potenzial/

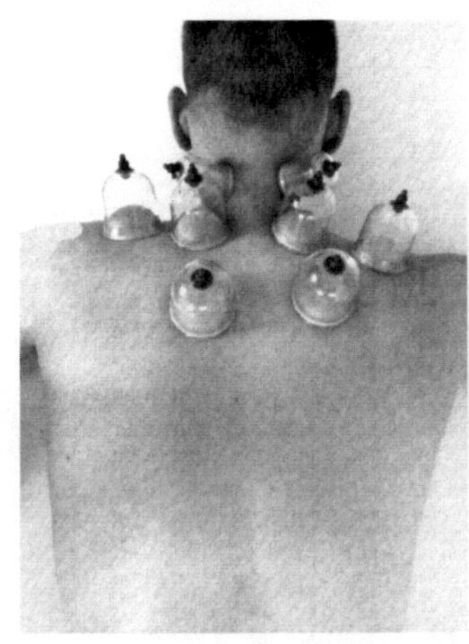

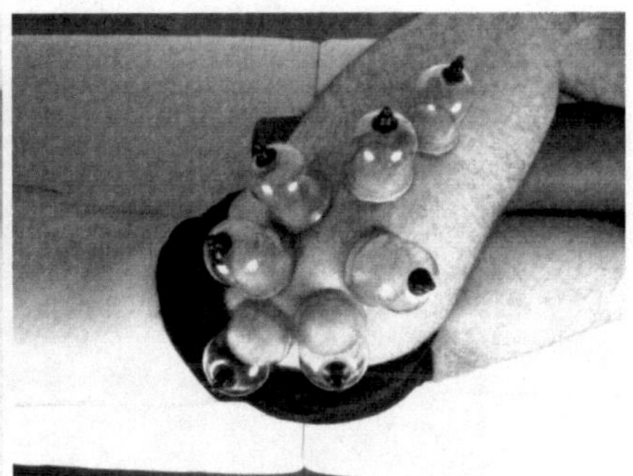

Blasenkopfschmerz

Beim Hinterhauptkopfschmerz liegt meist eine Stagnation des Blasenmeridians vor, welcher über den gesamten Rücken zieht.

Hier zeigen sich in der Praxis Wärmeanwendungen und Massagen immer wieder als gut geeignete Zusatzmaßnahme. Wärmende Pflaster und Lotionen können regelmäßig angewandt werden. Ebenso sollte die Muskulatur adäquat trainiert und gedehnt werden.

Geschröpft wird im Bereich des gesamten Blasenmeridians. Es werden Druckschmerzhafte Punkte zeitlich der Wirbelsäule aufgesucht und behandelt. Ebenso wird auf der Mittellinie der Beinrückseite schmerzhafte Punkte gesucht und geschröpft.

Ein Beispiel, wie das Aussehen kann, sehen Sie hier:

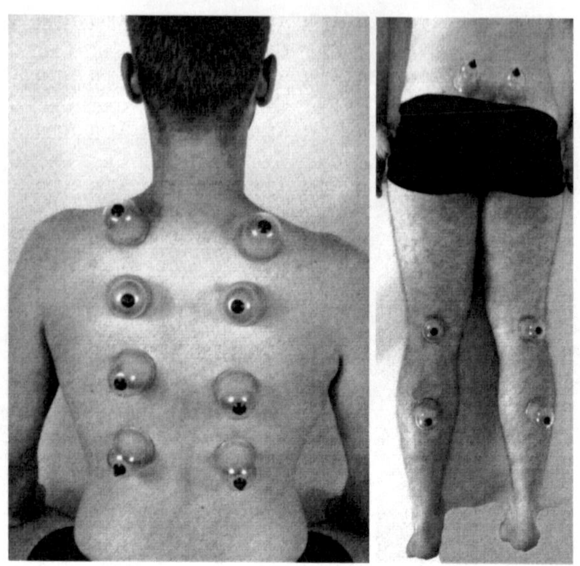

Magenkopfschmerz

Diese Form des Kopfschmerzes wird, wie der Name schon verrät, primär durch eine Störung des Magen-Darm-Traktes ausgelöst. Meist besteht eine Kombination aus Hitze und Feuchtigkeit.

Hier ist es unbedingt notwendig, das Verdauungssystem durch die geeignete Ernährung mitzubehandeln. Das bedeutet:

- Verzicht auf Lebensmittel, welche zu viel Feuchtigkeit erzeugen – Milchprodukte, Weißmehlprodukte, Zucker, Südfrüchte wie z.B. Bananen, Zitronen etc., sehr fetthaltige Lebensmittel.
- Stattdessen Lebensmittel verzehren, welche Feuchtigkeit ausleiten und trocknen; Gemüsesuppen, geschrotete Leinsamen, Reis ohne Beilagen, heißes Wasser, Fenchel, Anis, Kümmel, Myrrhe, Kamille, Kaffeekohle, Knäckebrot, kleine Mengen grüner Salat, Kurkuma, frischer Ingwer, Pfefferminze, Thymian, Melisse, grüner Tee
- In Absprache mit einem Therapeuten eventuell ein Magen-Darm Therapeutikum einnehmen – z.B. Milchsäurebakterien, Verdauungstees, Probiotika.

Es werden Bereiche geschröpft welche einen positiven Einfluss auf das Verdauungssystem ausüben sollen:

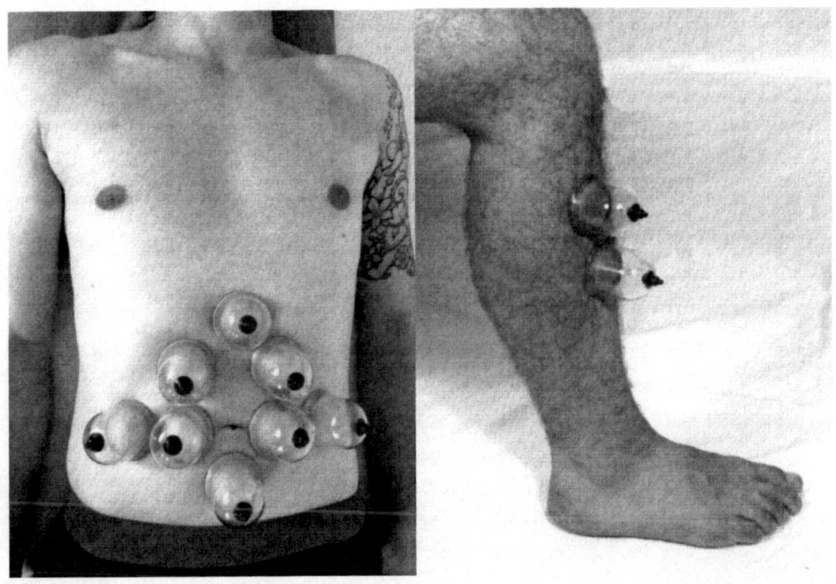

Kopfschmerzen durch einen ‚Windangriff'/Erkältung

Bei dieser Art von Kopfschmerzen sollte ebenso der Auslöser mitbehandelt werden, also die Erkältung.

Bei einer einfachen viralen Erkältung ohne hohes Fieber oder vereiterten Tonsillen, kann die Schröpftherapie im Anfangsstadium, in Kombination mit anderen Maßnahmen, die Erkältung abwehren oder im Verlauf abmildern.

Begleitende Maßnahmen sind:

- Körperliche Schonung
- Heiße Getränke
- Heißes Vollbad (wenn der Kreislauf stabil ist) – z. B mit Eukalyptus oder Thymian

- Akupressur (kräftiger Druck mit dem Daumen und leichte kreisende Massage für 1-2 Minuten pro Punkt) des Punktes Dickdarm 4 und 11 – siehe Bild
- Verzehr einer heißen ‚Kraftsuppe' (z.B. Eintopf mit Karotte, Sellerie, Ingwer, Petersilienwurzel, Rote Beete, Pastinake, Rettich und Fleischeinlage (Rind oder Huhn)
- Leicht scharfe Lebensmittel stärken das sogenannte Abwehr-Qi, welches im westlichen Kontext dem Immunsystem gleichgesetzt wird. Ein Präparat aus Meerrettich und Kapuzinerkresse[6], Zwiebel, Ingwer, Senf, Pfeffer, eine kleine Prise Chili
- Die Schleimhäute von Lunge und Nase sollten konsequent feucht gehalten werden, um die Immunabwehr an der Schleimhaut zu unterstützen. ggf. Inhalationen mit heißem Wasser + Meersalz und Kamille. Luft durch geeignete Raumbefeuchter feucht halten.
- Die Einnahme von Zinkpräparaten ist bei derartigen Infekten eine wirksame Option, um den Infekt in Intensität und Dauer abzumildern.[7] [8]

Geschröpft wird vor allem die Schulter-Nacken Region, da diese besonders anfällig für äußeren Wind ist. Außerdem können Punkte der Lunge geschröpft werden, um diese zu unterstützen und zu verhindern, dass der krankmachende Wind tiefer in den Körper eindringt.

---

[6] https://www.apotheke-adhoc.de/branchennews/alle-branchennews/branchennews-detail/studie-der-uni-freiburg-liefert-weitere-hinweise-auf-entzuendungshemmende-wirkung-der-senfoele/

[7] https://www.aerztezeitung.de/medizin/krankheiten/infektionskrankheiten/erkaeltungskrankheiten/article/842421/cochrane-analyse-zink-verkuerzt-erkaeltung.html

[8] https://www.aerzteblatt.de/archiv/84043/Erkaeltungskrankheiten-Zink-lindert-und-verkuerzt-Symptome

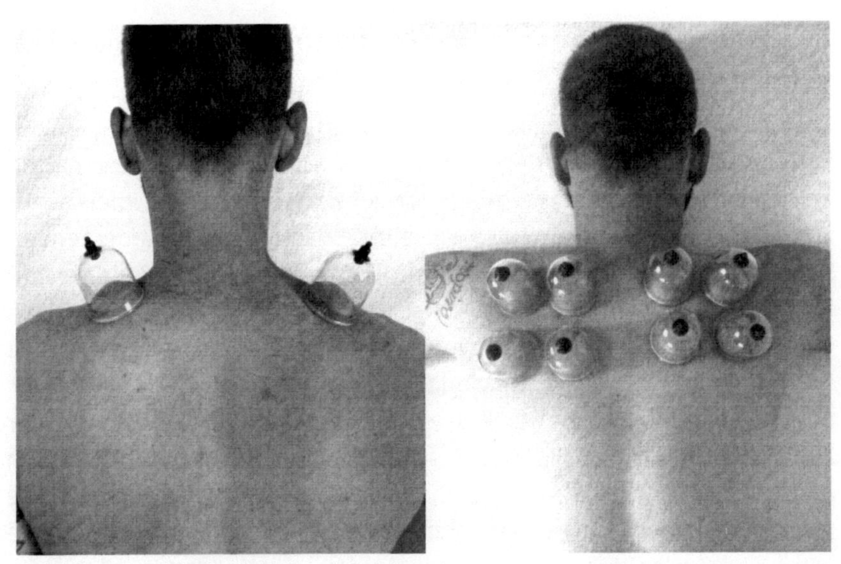

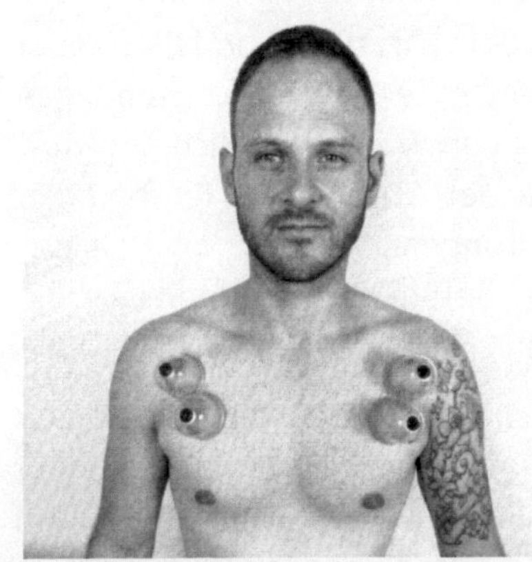

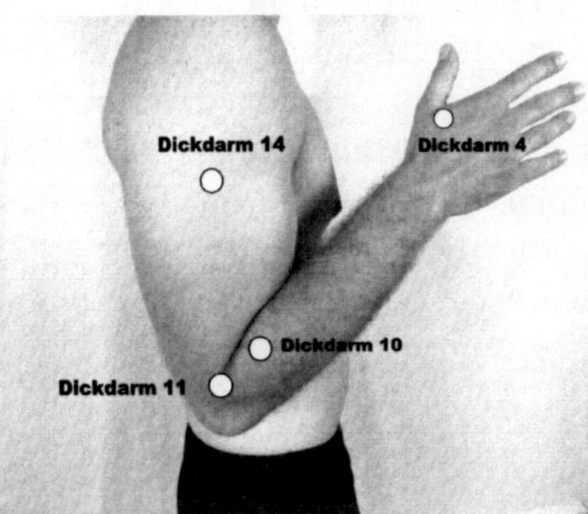
Dickdarm 14
Dickdarm 4
Dickdarm 10
Dickdarm 11

7.2 Schulterbeschwerden (Muskelansatzreizung, Impingement-Syndrom, Frozen Shoulder)

Chronische Schulterbeschwerden kommen häufiger vor als gedacht. Ein großes Problem dabei ist, dass sich die schmerzhaften Bewegungen im Alltag durch andere Bewegungen meist gut kompensieren lassen. Das verleitet dazu, die schmerzenden Bewegungen gänzlich zu vermeiden. Das ist jedoch bei den meisten Formen des chronischen Schulterschmerzes nicht gut. Die Muskeln und Bänder sind verhärtet und verklebt. Aus diesem Grund bekommen sie keine Möglichkeit, sich wieder so zu dehnen und lösen, wie es eigentlich sein sollte. In der Konsequenz versteift das Gelenk mit der Zeit immer mehr und die vorher schmerzenden Bewegungen werden ganz unmöglich. Bei dieser Art von Problemen kann das regelmäßige Schröpfen einen wertvollen Beitrag dazu leisten, indem es die Muskulatur lockert und Verklebungen löst, damit sich die Schulterbeweglichkeit wieder verbessern kann.

Zeitgleich sollten in Absprache mit dem Arzt/ Heilpraktiker oder Physiotherapeuten regelmäßig geeignete Bewegungsübungen durchgeführt werden. Die Anwendung von Wärme hat sich bewährt, da die meisten chronischen Prozesse der Schulter im Kontext der Chinesischen Medizin auf eingedrungene Kälte im Gelenk zurückzuführen sind. Hier sollte auf das Gefühl des Patienten vertraut werden, ob diese ihm guttut oder nicht.

Beim Schröpfen werden die druckschmerzhaften Punkte um das Schultergelenk herum aufgesucht und der Schröpfkopf darauf platziert. Diese entsprechen in aller Regel Akupunkturpunkten. Ein Beispiel wie das aussehen kann, sehen Sie im folgenden Bild.

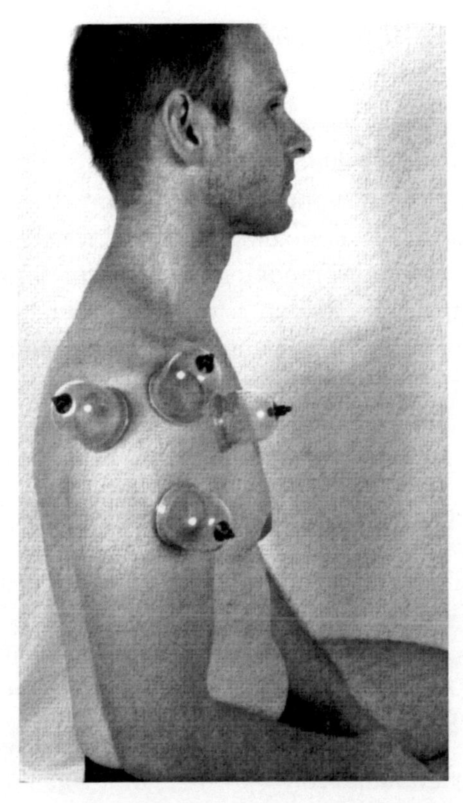

7.3 Beschwerden der Lendenwirbelsäule

Schmerzhafte Beschwerden der Wirbelsäule gehören zu einem der häufigsten Gründe für einen Arztbesuch. Oft findet sich der Grund dafür in einer einseitig belasteten Muskulatur, Verhärtungen oder einer zu schwach ausgeprägten Muskulatur. Seltener ist ein Bandscheibenvorfall, Nervenkompressionen durch eine Verengung des Spinalkanals, oder ein Tumor der Grund dafür. Diese sollten jedoch bei jedem länger anhaltenden Schmerzgeschehen ausgeschlossen werden, insbesondere dann, wenn es zu einer Beeinträchtigung der Nerven kommt (Kribbelempfindungen, Taubheit, Schwäche von Armen oder Beinen, Krampfartiger einschießender Schmerz, Ausfall von Nerven, Blasen und Mastdarminkontinenz).

Bei den häufig sogenannten ‚funktionellen' Beschwerden der Wirbelsäule sollte an der Beweglichkeit gearbeitet werden. Muskulatur sollte gelockert, gedehnt und Verklebungen gelöst werden. Diese Maßnahmen sind ebenfalls wichtig, wenn es eine strukturelle Ursache für die Rückenschmerzen gibt. Dann sollte allerdings die Therapie, auch das Schröpfen, nur in Absprache mit einem Arzt/ Heilpraktiker oder Physiotherapeuten erfolgen.

Die lokale Anwendung von Wärme, Massagen, Reizstrom und Schmerzsalben (z.B. Johanniskrautöl, Tigerbalsam, Pferdesalbe, Red Oil) bringt häufig eine zusätzliche Verbesserung der Schmerzen.

Präparate wie Teufelskralle[9], Kurkuma[10], Ingwer[11] oder Weihrauch[12] können eingenommen werden, weil sie einen entzündungshemmenden Effekt besitzen. Da ein Entzündungsgeschehen bei chronischen Schmerzen häufig eine Rolle spielt, können diese Kräuter dabei behilflich sein, die Beschwerden zu reduzieren.

[9] https://www.uniklinik-freiburg.de/fileadmin/mediapool/08_institute/rechtsmedizin/pdf/NeueszurTeufelskralle.pdf

[10] https://www.uniklinik-freiburg.de/fileadmin/mediapool/08_institute/rechtsmedizin/pdf/Addenda/2016/Kurkuma_-_Wissenschaftliche_Zusammenfassung_2015.pdf

[11] https://www.uniklinik-freiburg.de/fileadmin/mediapool/08_institute/rechtsmedizin/pdf/Akute_Schmerzen.pdf

[12] https://magendarm-zentrum.de/images/dokumente/formulare/sonstiges/therapie-mit-weihrauch.pdf

Beim Schröpfen werden die druckschmerzhaften Punkte im Schmerzareal aufgesucht und ein Schröpfkopf darauf platziert. Geschröpft werden sollte nicht direkt auf der Wirbelsäule, sondern auf dem langen Rückenstreckermuskel beidseitig daneben.

Die paravertebralen (neben der Wirbelsäule liegenden) Akupunkturpunkte haben immer eine lokal entspannende und schmerzlindernde Wirkung, werden aber je nach Nervensegment (siehe Head´sche Zonen Grafik 3) auch dafür eingesetzt, einen positiven Einfluss auf die inneren Organe zu nehmen.

Welcher Punkt am Rücken welchem Organ zugeordnet ist, entnehmen Sie folgendem Bild (nächste Seite):

Zuordnung

Zustimmungspunkte:

Blase 13- Lunge

Blase 15 – Herz

Blase 17 – Zwerchfell

Blase 18 – Leber

Blase 20- Milz/

Bauchspeicheldrüse

Blase 21- Magen

Blase 23 – Niere

Blase 25- Dickdarm

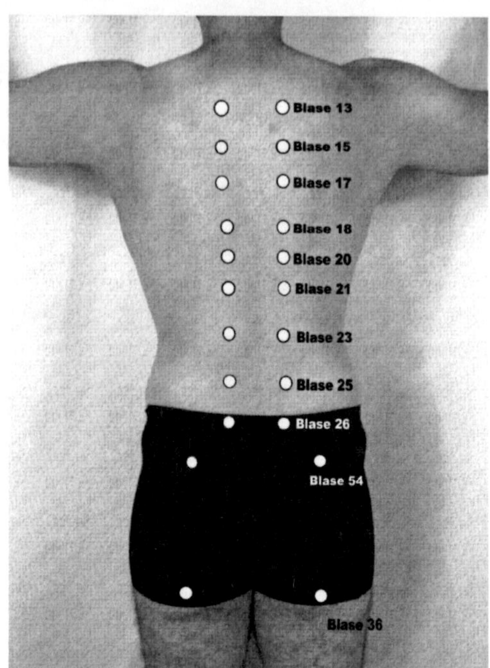

Ein Beispiel wie das Schröpfen bei Schmerzen des unteren Rückens aussehen kann:

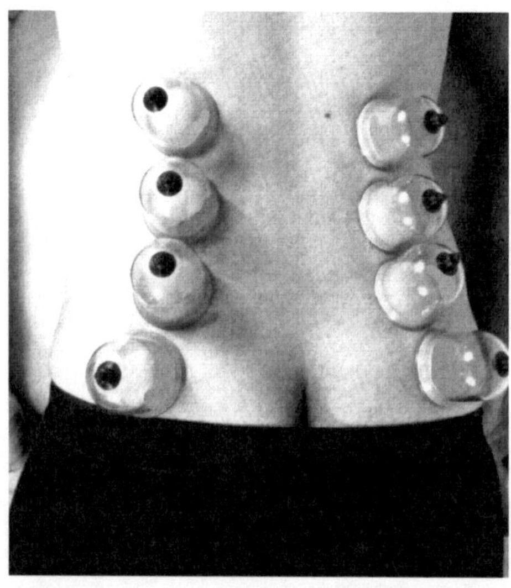

7.4 *Beschwerden der Halswirbelsäule* (HWS-Syndrom, HWS-Schulter-Syndrom)

Beschwerden der Halswirbelsäule ergeben sich oft aus Fehlstellungen anderer Körperpartien wie z.B. einem Beckenschiefstand oder auch einer Fehlstellung des Kiefergelenks. Es ist jedoch auch häufig das Resultat unseres modernen Lebensstils; PC-Arbeit, das ständige Heruntersehen auf das Smartphone, schwere körperlicher Arbeit, unausgeglichenes Sportverhalten und die damit einhergehende Schwäche der Muskulatur von Becken und Rumpf.

Dazu kommt, dass viele Menschen unter einer chronischen Stressbelastung leiden. Befindet sich der Körper im Stress, so passiert es häufig, dass die obere Muskulatur unbewusst angespannt wird - so als müsste man sich jeden Moment körperlich verteidigen.

Besteht nun ein manifestes HWS-Syndrom, so kommt es dadurch nicht selten zu vegetativen Begleitsymptomen wie: Müdigkeit, erhöhtem Blutdruck und Herzschlag, Schlafstörungen, Schwindel, Kopfschmerzen. Diese Symptome verstärken dann den bestehenden Stress und die muskuläre Verspannung wird weiter aufrechterhalten. Auf Dauer kann ein solcher Zustand dazu führen, dass sich die Bandscheiben abnutzen und der Schmerz schwer in den Griff zu bekommen ist.

Ein Halswirbelsäulensyndrom sollte frühzeitig, richtig behandelt werden, um eine Chronifizierung zu vermeiden.

Meist werden Schmerzmedikamente und Physiotherapie zur Behandlung verschrieben. Komplementär können je nach genauem Beschwerdebild folgende Maßnahmen eingesetzt werden: Akupunktur, Schröpfen, Wärmetherapie, Massagen, Neuraltherapie, Behandlung möglicher Fehlstellungen von Becken, Wirbelsäule und Kiefer. Präparate mit Teufelskralle, Kurkuma, Weihrauch und Ingwer können dabei helfen, den Schmerz zu dämpfen. Es sollte überlegt werden, in wie weit die Lebensführung verändert werden kann, um den Heilungsprozess zu unterstützen: Häufiger den richtigen Sport treiben, weniger Stress, regelmäßige Bewegungsübungen zur Dehnung und Mobilisierung.

Beim Schröpfen sollten die verspannten Areale aufgesucht werden und die Schröpfköpfe darauf platziert werden, es sollten jedoch auch die umliegenden Muskeln mit ins Konzept einbezogen werden, da diese eine ebenso große Rolle spielen.

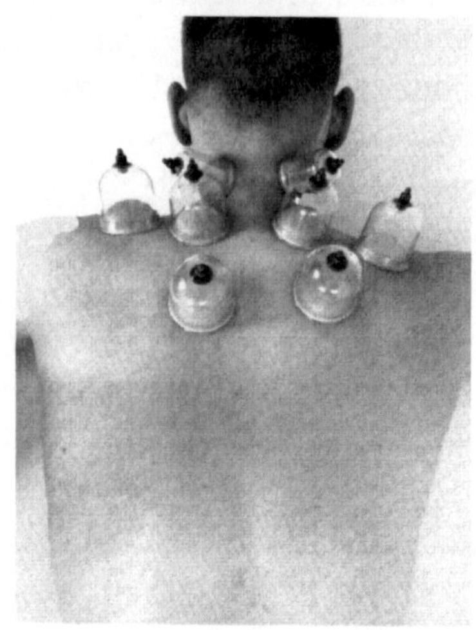

7.5 *Beschwerden der Brustwirbelsäule* (BWS-Syndrom)

Wie auch beim HWS-Syndrom, kommt es als Folge anderer Fehlstellungen oder einseitiger Fehlbelastungen im Alltag zu einem BWS-Syndrom. Auch hier können Präparate aus Teufelskralle, Kurkuma, Weihrauch oder Ingwer verwendet werden.

Beim Schröpfen werden die schmerzhaften Areale aufgesucht und die Schröpfköpfe darauf platziert. Manchmal lassen sich sogenannte Myogelosen in der Muskulatur entlang der Wirbelsäule tasten. Hierbei handelt es sich um einzelne Verhärtungen/Verdickungen im Schmerzareal, welche unbedingt in die Behandlung mitintegriert werden sollten. Die Myogelosen sollten vor dem Schröpfen durch eine gezielte tiefe Massage gelockert werden. In der Traditionellen Chinesischen Medizin werden diese Verhärtungen als sogenannte ‚Tan' Ablagerungen interpretiert (Tan = Schleim). Nachdem diese durch Massage und Schröpfen aufgelockert wurden, können Kräuter mit diuretischer (harntreibender) Wirkung dabei behilflich sein, diesen

Schleim auszuleiten. Harntreibende Kräuter sind beispielsweise: Brennnessel, Birkenblättertee, Schachtelhalmtee. In der Regel werden auch hier Schmerzmedikamente und Physiotherapie zur Behandlung verschrieben.

Komplementär können je nach genauem Beschwerdebild folgende Maßnahmen eingesetzt werden:

Akupunktur, Schröpfen, Wärmetherapie, Massagen, Neuraltherapie, Behandlung möglicher Fehlstellungen von Becken, Wirbelsäule und Kiefer. Präparate mit Teufelskralle, Kurkuma, Weihrauch und Ingwer können dabei helfen den Schmerz zu dämpfen.

Ein Beispiel, wie das Schröpfen der Brustwirbelsäule aussehen kann, sehen Sie hier:

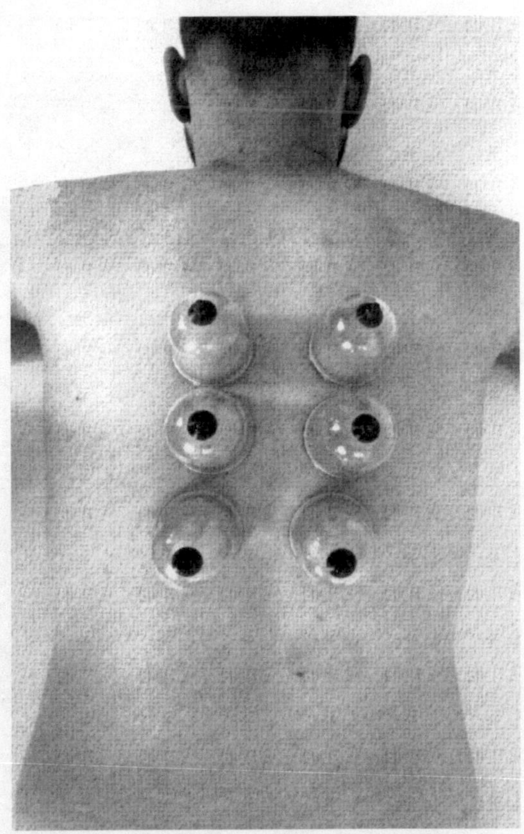

7.6 *Beschwerden der Interkostalräume*

Schmerzen der Interkostalräume (Bereich zwischen zwei Rippen) entstehen häufig als Folge von Wirbelsäulenbeschwerden, können aber auch isoliert auftreten. Reflektorisch können sich Störungen der inneren Organe in schmerzenden Interkostalräumen zeigen.

Bevor die Interkostalräume geschröpft werden, sollten diese mit den Findern großzügig von hinten nach vorne ausgestrichen werden. Das Schröpfen dieser Bereiche kann behilflich dabei sein, funktionelle Störungen an Organen zu behandeln, welche im zugeordneten Dermatom liegen.

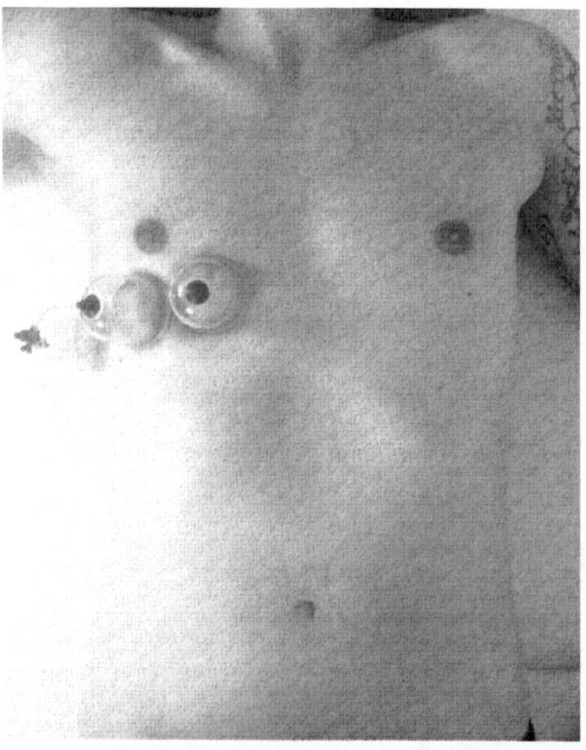

7.7 *Hüftgelenksbeschwerden* (Arthrose des Hüftgelenks, muskuläre Beschwerden, muskulär bedingte Bewegungseinschränkung)

Erkrankungen des Hüftgelenks sind oft eine Erscheinung des Alters und durch eine Arthrose (degenerative Gelenkabnutzung/ Gelenkverschleiß) bedingt.

Ursächlich ist, abgesehen vom Alter, Übergewicht, Lebensstil, eine Verletzung im Vorfeld, Osteoporose (verminderte Knochendichte), die Folge einer Gelenksentzündung (Arthritis).

Bei einer Arthrose ist es wichtig, den Grad des Gelenkverschleißes durch eine bildgebende Untersuchung festzustellen (Röntgen, CT, MRT), da ab einem fortgeschrittenen Stadium nur noch eine Operation helfen kann. Bei einer beginnenden Arthrose kann das Fortschreiten der Erkrankung durch die richtige Lebensführung, Bewegungsübungen und komplementäre Therapien hinausgezögert werden.

In der Traditionellen Chinesischen Medizin werden Akupunktur, Akupressur, Kräuter, Qi-Gong Übungen, Wärmeanwendungen und das Schröpfen der Hüftregion zur Therapie eingesetzt. Es wird versucht, die Beweglichkeit zu verbessern und die Ernährung des Patienten so anzupassen, das mögliches Übergewicht abgebaut wird.

Die betroffene Meridianstruktur ist der Gallenblasenmeridian, weshalb versucht werden sollte, Spannungen im Alltag abzubauen und auf Lebensmittel zu verzichten, die erhitzend auf Leber/Gallenblase wirken – Alkohol (vor allem in Kombination mit Zucker), gebratenes, frittiertes, scharfes Essen, rotes Fleisch.

Die Gallenblase wird zudem entspannt, indem der Mensch sich kreativ ausdrücken kann – es ist also förderlich zu malen oder schöpferisch tätig zu werden – z.B. Dinge zu bauen, Gartenarbeit, kreativ zu kochen.

Das Schröpfen der Hüftregion kann zur Schmerzlinderung, zur Verbesserung der Beweglichkeit und zur Lockerung der Muskulatur eingesetzt werden. Dies ist auch bei Hüftbeschwerden ohne Arthrose wirksam, etwa wenn die Hüfte schlecht gedehnt ist, oder sonstige muskuläre Probleme bestehen.

Das Schröpfen kann auch im Rahmen der Prähabilitation eingesetzt werden. Die sogenannte Prähabilitation vor Operationen nimmt einen immer größeren Stellenwert im gesamten Feld der Chirurgie ein. Prähabilitation bedeutet beispielsweise, dass die Gelenke in den Monaten vor der Operation gezielt trainiert werden; durch Bewegungsübungen, Wärmeanwendungen, Gewichtsreduktion bei Übergewichtigen oder komplementäre Verfahren wie das Schröpfen und Akupunkturmassagen. Die ‚Vorbehandlung' verbessert den direkten postoperativen Verlauf der Patienten. Komplikationen werden reduziert, die Belastbarkeit und Beweglichkeit direkt nach der Operation verbessert[13]. Allerdings sollte mindestens zwei Wochen vor der Operation nicht mehr geschröpft werden, da sonst noch Hämatome vom Schröpfen im Operationsgebiet sichtbar wären. Dieses sollte für eine Operation optisch möglichst unbeschadet sein.

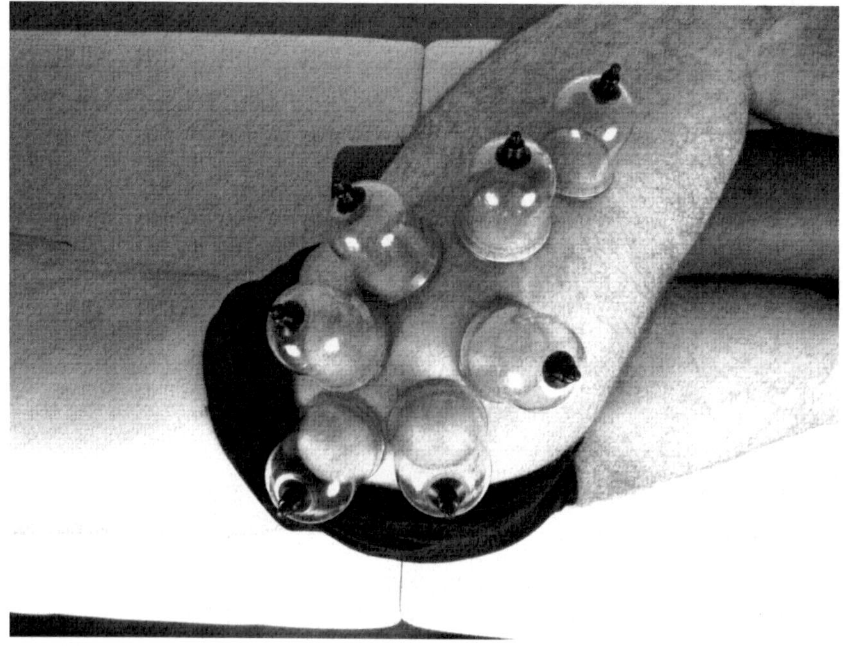

[13] https://www.aerzteblatt.de/archiv/189303/Prehabilitation-Fit-werden-fuer-eine-Operation

7.8 *Kniegelenksbeschwerden* (z.B. Arthrose, überlastungsbedingte Sehnenansatzreizungen, patellofemoraler Schmerz, schwache Bänder im beschwerdefreien Zeitraum)

Ebenso wie bei den Hüftbeschwerden kommen Erkrankungen der Kniegelenke meist häufiger vor, je älter ein Mensch ist. Allerdings haben oft auch junge Patienten, bedingt durch Traumatisierungen im Sport, Schwierigkeiten mit dem Kniegelenk. Es sollten zu jeder Zeit behandlungsbedürfte Erkrankungen radiologisch ausgeschlossen sein. Bei chronischen Schmerzen der Knie kann das Schröpfen Linderung bringen, ebenso bei blockierten Muskelansätzen um das Kniegelenk herum.

In der Chinesischen Medizin werden chronische Kniegelenksschmerzen häufig einer Qi- Schwäche von Niere/Blase zugeschrieben, gerade wenn sie verbunden sind mit einem Schwächegefühl der Beine, Kälte und Schmerzen der Lendenwirbelsäule. In diesem Fall sollte der Lendenwirbelbereich und die Knie gewärmt werden – eine gute Möglichkeit bietet hier das Baden in Thermalwasser. Außerdem können wärmende Speisen verzehrt werden; Fleisch, Suppen, Kraftsuppen, Maronen, frischer Ingwer, etwas pikante Würzung – Pfeffer/Chili, Kurkuma, etwas Rotwein, warmes Wasser. Es sollte auf zu starke körperliche oder mentale Arbeit verzichtet werden und regelmäßig Pausen gemacht werden. Kontraindiziert ist außerdem: Schichtarbeit, große Exzesse - Alkohol, Drogen und Kaffee.

Mit dem Physiotherapeuten abgesprochene Dehnübungen sollten regelmäßig ausgeführt und ein qualitativ hochwertiges Schuhwerk getragen werden (eventuell orthopädische Schuhe). Ebenfalls sollte man davon absehen, Hornhaut der Füße abzutragen, da diese als eine Art natürliche ‚Einlage' fungiert und es durch sie leichter fällt, im Sommer barfuß zu gehen.[14] [15]Das Barfuß gehen, kann dabei helfen, kleinste Fehlstellungen zu korrigieren und sollte daher falls möglich immer wieder gemacht werden.

---

[14] https://www.scinexx.de/news/biowissen/fuesse-der-vorteil-der-hornhaut/

[15] https://www.nature.com/articles/s41586-019-1345-6

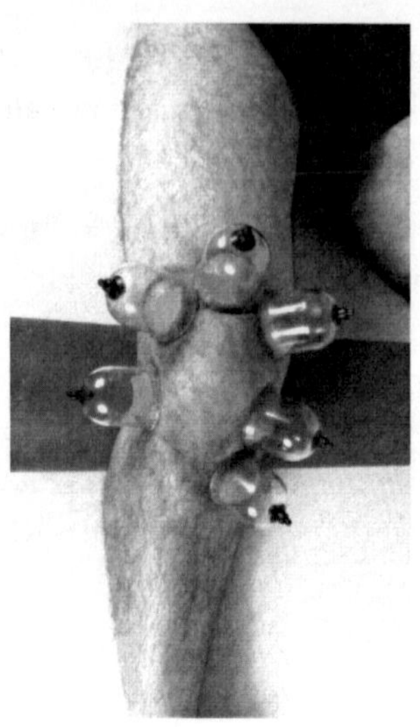

7.9 *Karpaltunnelsyndrom*

Der Karpaltunnel ist eine kleine Vertiefung am Handgelenk. Durch diese Vertiefung laufen neben verschiedenen Sehnen auch ein Nerv, welcher drei Finger der Hand versorgt. Kommt es aufgrund von einer Überbeanspruchung der Hand zu einer Verengung dieses Nervenkanals, wird der Nerv komprimiert und eine chronische Reizung ist die Folge. Dabei kommt es zu Kribbeln, Schmerzen, Missempfindungen, Taubheit und kann im schlimmsten Fall zu Bewegungseinschränkungen der Hand führen.

Die konventionelle Therapie besteht in der Regel aus Ruhigstellung, Cortisoninjektionen, Schmerzmitteln und als letzte Option der Operation, bei der der Karpaltunnel mechanisch erweitert wird.

Häufig wird die Hand und deren Überbeanspruchung als einzige Ursache gesehen. Jedoch führen einige Beobachtungen der letzten Jahre zu der Annahme, dass in einer Vielzahl der Fälle auch muskuläre Beschwerden im Bereich der Schulter und Nackens reflektorisch zu einer Verengung des Karpaltunnels führen können.[16]

---

[16] https://www.carstens-stiftung.de/artikel/schroepfen-klinische-wirksamkeit-erstmals-belegt.html

Diese Erkenntnis deckt sich mit meinen eigenen Beobachtungen und den Begründungen der Traditionellen Chinesischen Medizin mit seiner Meridiantheorie.

Das Schröpfen des Schulter-Nacken Bereichs führt, über einen längeren Zeitraum ausgeführt, in einigen Fällen zu einem Rückgang der Beschwerden. Gerade, dann, wenn gleichzeitig auch Nacken und Schulter Beschwerden angegeben werden, sollte über das regelmäßige Schröpfen der Region nachgedacht werden. Die Kombination mit Massagen und Akupunktur ist im Sinne der Chinesischen Medizin ratsam.

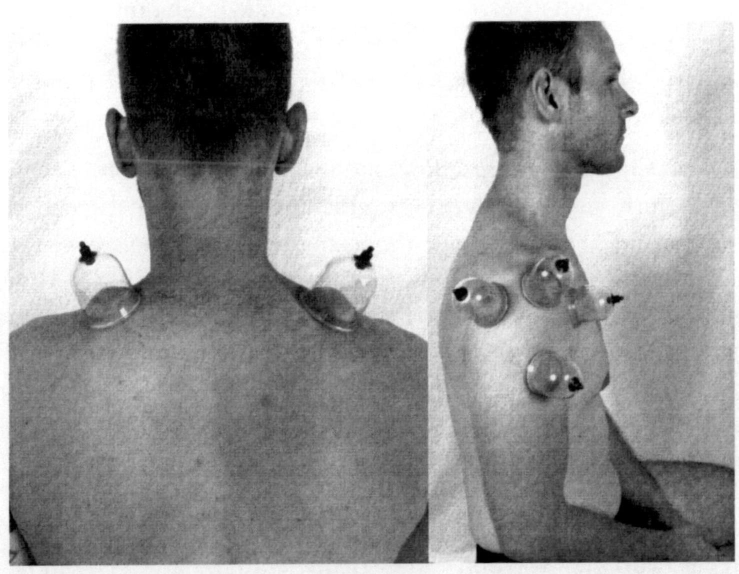

7.10 Tennisellenbogen (Epicondylitis humeri radialis, Epicondylitis humeri lateralis)

Der Begriff Tennisellenbogen ist etwas trügerisch, da der Tennisellenbogen nicht ausschließlich durch den Tennissport hervorgerufen wird. Meist ist eine Überbeanspruchung der Sehnen des Armes dafür verantwortlich. Eine Überbelastung durch immer wiederkehrende Bewegungen.

Es kommt zu Schmerzen des Ellenbogens und Unterarms, sowie zu Bewegungseinschränkungen und einer Schwäche der Hand.

Wird der Arm nicht unverzüglich ruhiggestellt und adäquat therapiert, kann sich die Sehenansatzentzündung chronifizieren und über Monate bis Jahre bestehen bleiben. Umso wichtiger ist es, das Beschwerdebild ernst zu nehmen, da die Chronifizierung zu einer erheblichen Einschränkung der Lebensqualität führen kann.

Doch Vorsicht, ein Tennisellenbogen sollte immer vom Fachmann diagnostiziert werden, denn es gibt weitaus mehr Ursachen für Schmerzen im Ellenbogengelenk. Dazu zählen beispielsweise: Akute Entzündungen im Gelenk, Gelenksarthrose- Verschleiß des Gelenks, Einengung und Reizung des Nervus radialis am Ellenbogen (dabei kommt es in der Regel zusätzlich zu einem Kribbeln in den Fingern), Absplitterung von gelenksnahen Knochenteilchen, muskuläre Verspannungen im Schulter-Nackenbereich.

Als zusätzliche Therapie empfiehlt sich die Anwendung der Tuina-Anmo Massage und Akupunktur.

Beim Schröpfen werden die druckschmerzhaften Punkte im Muskelansatz aufgesucht und geschröpft. Ergänzend können Schröpfköpfe oberhalb des Ellenbogengelenks aufgesetzt werden, um die oberen Muskelansätze zu lockern. Die lokale Anwendung von Salben/ Salbenverbänden ist sinnvoll, dafür kann beispielsweise eine Teufelskrallelotion, Johanniskrautöl oder Sport- und Traumasalben verwendet werden.

Beim gleichzeitigen Vorliegen von Schulter-Nacken Beschwerden sollten diese mitbehandelt werden.

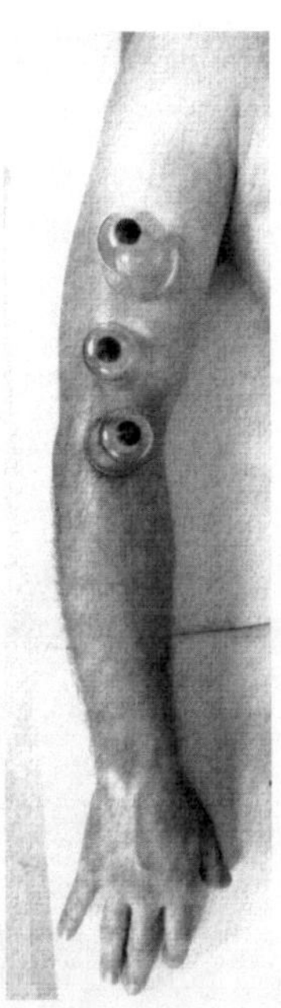

7.11 *Golferarm (Epicondylitis humeri ulnaris, auch Epicondylitis humeri medialis)*

Beim Golferarm verhält es sich bezüglich der Krankheitsentstehung ähnlich wie beim Tennisarm, mit dem Unterschied, dass andere Bewegungsabläufe für die Beschwerden verantwortlich sind.

Die Schmerzen finden sich nicht auf der Außenseite des Ellenbogens, sondern auf der Innenseite. Insgesamt findet sich der Golferarm deutlich seltener als der Tennisellenbogen und wird nur selten vom Golfen ausgelöst. Es kommt auch hier zu Schmerzen des Ellenbogens und Unterarms, sowie zu Bewegungseinschränkungen und Schwäche der Hand.

Auch hier sollte eine Chronifizierung vermieden werden und die Diagnose von einem Fachmann gestellt werden. Beim gleichzeitigen Vorliegen von Schulter-Nacken Beschwerden sollten diese ebenfalls mitbehandelt werden. Auch hier empfiehlt es sich zusätzlich eine Tuina- Anmo Massage und Akupunktur durchzuführen.

Beim Schröpfen werden die Durchschmerzhaften Punkte aufgesucht und behandelt, es kann zusätzlich ein Schröpfkopf oberhalb des Ellenbogens platziert werden um den oberen Muskelansatz zu lockern. Ebenso können lokal Salben angewandt werden.

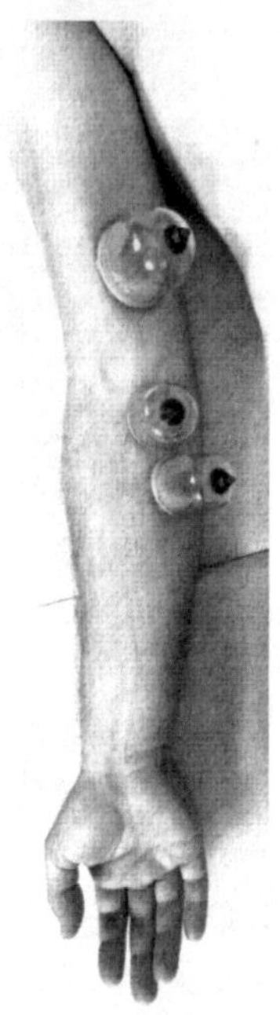

7.12 Fibromyalgie-Syndrom (chronisches Schmerzsyndrom mit wechselnder Lokalisation, Schlafstörungen und Erschöpfung)

Der Begriff Fibromyalgie bedeutet übersetzt ‚Faser-Muskel-Schmerz' und muss unbedingt eine Ausschlussdiagnose sein. Denn hinter der Symptomkonstellation: Schmerz an unterschiedlichsten Körperregionen, Müdigkeit/Erschöpfung, Schlaflosigkeit, Steifheits- und Schwellungsgefühl der Hände, Konzentrationsstörungen, können auch andere, ernsthafte Erkrankungen stecken. Für die Diagnose müssen die Symptome über drei Monate hin bestehen und alle anderen möglichen Ursachen durch einen Arzt ausgeschlossen sein. Meist handelt es sich bei den Patienten um Frauen. Zur Krankheitsursache gibt es bislang keine Begründung. Es ist bekannt, dass die Fibromyalgie ein multifaktorielles Geschehen darstellt, bei dem die Psyche einen ebenso großen Faktor darstellt wie das ‚Gesundheitsverhalten' und die körperliche Gesundheit der Patienten. Häufig entwickeln sich aus dem Krankheitsbild psychiatrische Erkrankungen, welche in Kombination bis zur Arbeitsunfähigkeit führen können.

Die Vermutungen über die Ursachen sind vielfältig: Psychische Ursachen, Traumata, eine Fehlverarbeitung von Schmerzreizen im Gehirn, eine funktionelle Störung der Muskulatur, Fehlernährung, vorrausgegangenen Infektionserkrankungen.

In der Traditionellen Chinesischen Medizin gibt es hingegen einige Erklärungen, welche in ihrem System der Diagnostik schlüssig ist. Somit bestehen auch konkrete Behandlungsansätze und Empfehlungen. Die Diagnose setzt sich zusammen aus einem vorhanden sein von Wind, Kälte, Schleim und eventuell Hitze, welche die Energie Qi in den Meridianen zum Stagnieren bringen. Diese Stagnationen sind dann wiederrum verantwortlich für die Schmerzen. Neben der Behandlung mit Tuina-Anmo, Akupunktur und Schröpfen, sollte des Weiteren eine kompetent durchgeführte Arzneikräutertherapie durchgeführt werden.

In der Schmerztherapie haben sich antidepressiv wirkende Medikamente als sinnvoll erwiesen.

Aus komplementärer Sicht haben sich folge Therapien bewährt: Teufelskralle, Brennnessel, Johanniskraut (Vorsicht! Nicht mit Antidepressiva kombinieren), Vollwerternährung, Bewegungstherapien (Nordic Walking, Joggen, Schwimmen, Fahrrad fahren), Ordnungstherapien (Tai

Chi, Qi-Gong, Yoga), therapeutisches Schreiben, Atemübungen, Badetherapien (Kneipp, Sauna, Bewegungsbad, Überwärmungsbäder, Infrarotwärme[17]).

---

[17] Checkliste Komplementärmedizin, Haug Verlag, Prof. Dr. Roman Huber, Prof. Dr. Andreas Michalsen, 2014, ISBN 978-3-8304-7369-5

Im Sinne der Chinesischen Medizin können die schmerzhaften Areale geschröpft werden, hierbei sollte beachtet werden, dass die Stärke des Schröpfens an das Befinden und die Toleranz des Patienten angepasst werden sollen. Einige Patienten vertragen durch die verstärkte Schmerzwahrnehmung nur wenig Sog, andere etwas mehr. Ebenso kann eine Massage, die Schröpfkopfmassage, sehr wohltuend sein.

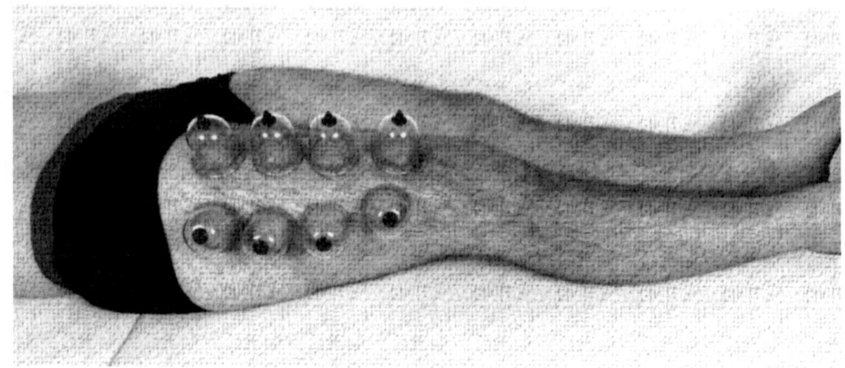

7.13 Verdauungsbeschwerden mit Verstopfung (ggf. mit Bauchkrämpfen, Blähungen und Völlegefühl)

Diese Art von Verdauungsbeschwerden sind häufig ein Ausdruck von einer sogenannten ‚Fülle' im Verdauungssystem. Sie entsteht durch eine ungeeignete Ernährungsweise (zu viel tierische Nahrungsbestandteile; Fleisch, Käse, Milchprodukte, wenn zu häufig kalt gegessen und getrunken wird, zu viel Zucker, Alkohol) aber auch ein psychisches Ungleichgewicht kann dabei eine wichtige Rolle spielen. Bei der chronischen Verstopfung, können psychosomatische Zusammenhänge bestehen – dabei hat der Patient nicht selten Schwierigkeiten damit loszulassen, im wahrsten Sinne des Wortes. Bei einer neu aufgetretenen Verstopfung sollte ggf. eine Endoskopie erwägt werden, um einen Tumor auszuschließen.

Wichtig ist es, primär die Ursachen zu eliminieren, die für die Entstehung am häufigsten verantwortlich sind: zu wenig Flüssigkeitszufuhr, zu wenig Bewegung, zu wenig Ballaststoffe.

Zusätzlich zum Schröpfen können regelmäßige Bauchmassagen durchgeführt werden. Hierbei wird mit der Handfläche im Uhrzeigersinn um den Bauchnabel herumgestrichen. Dabei kann ein wenig Massageöl oder Creme behilflich sein. Ich empfehle häufig ein Öl, welches vorzugsweise zur Bauchmassage bei Säuglingen verwendet wird, aber natürlich auch von Erwachsenen benutzt werden kann. Die darin enthaltenen Kräuter (Kümmel, Anis, Fenchel, Koriander) wirken natürlich verdauungsfördernd und entblähend.

Die Anwendung von verdauungsfördernden Nahrungsmitteln wie Erdmandeln, Leinsamen, Flohsamen, Hanfsamen oder Basilikumsamen ist vor allem zur langfristigen Anregung der Darmbewegungen nützlich. Kurzfristig kommen Abführmittel wie z.B. Sennesblättertee zur Anwendung.

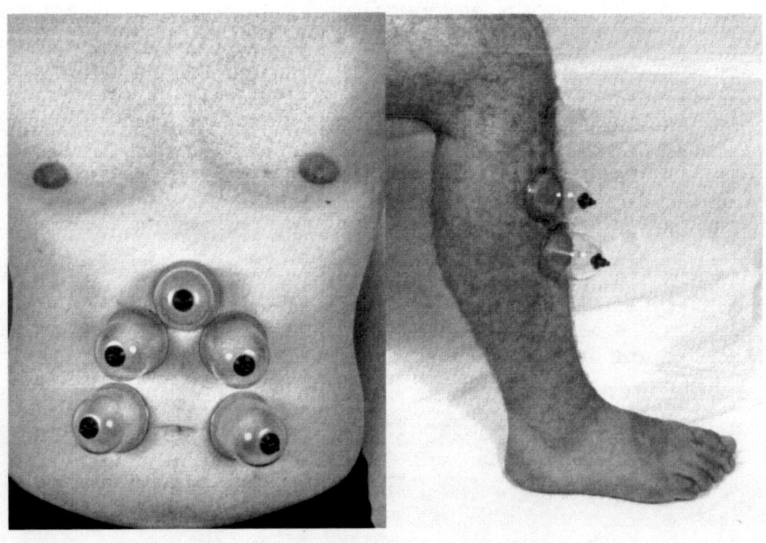

7.14 Verdauungsbeschwerden mit Durchfall (chronische Form ggf. mit Bauchschmerzen, Blähungen, Nahrungsmittelunverträglichkeiten)

Nahrungsmittelunverträglichkeiten, chronische Durchfälle und Bauchbeschwerden sind in der Praxis ein häufiges Thema von Patienten. Oft gab es schon einen Marathon von Facharzt zu Facharzt, jedoch ohne greifbares Ergebnis. Selbstverständlich sind diverse Untersuchungen wie auch eine Magen- und Darmspiegelung unabdingbar, da sich hinter diesen Symptomen immer behandlungsbedürftige Krankheiten wie Tumore, oder chronisch entzündliche Erkrankungen verstecken können.

Allerdings gibt es einen nicht unbeträchtlichen Teil von Patienten, bei denen keine organische Erkrankung diagnostiziert werden kann. Hier sollte zusätzlich zu den hier vorgeschlagenen Maßnahmen unbedingt weiter geforscht werden, welcher Grund dahintersteckt. Es kann sich dabei unter anderem um psychische Faktoren, eine schlecht besiedelte Darmflora, unerkannte Nahrungsmittelunverträglichkeiten, ein Übermaß an Nahrungsmittelzusatzstoffen, oder auch eine energetisch schlechte Ernährung handeln. Begleitend sollte darauf geachtet werden häufiger warm zu essen, wenig Zucker zu sich zu nehmen und zu Bio Lebensmittel zu greifen. Ein Übermaß an Weizen- oder Milchprodukten, Alkohol und Stress kann die Verdauung zusätzlich belasten.

Möglich ist die Anwendung von Präparaten wie: Kamille, Myrrhe, Kaffekohle, Brombeerblättertee, Anis, Kümmel, Fenchel, Pfefferminze, Enzian, Probiotika, Milchsäurebakterien und Kapseln aus Trockenhefe.

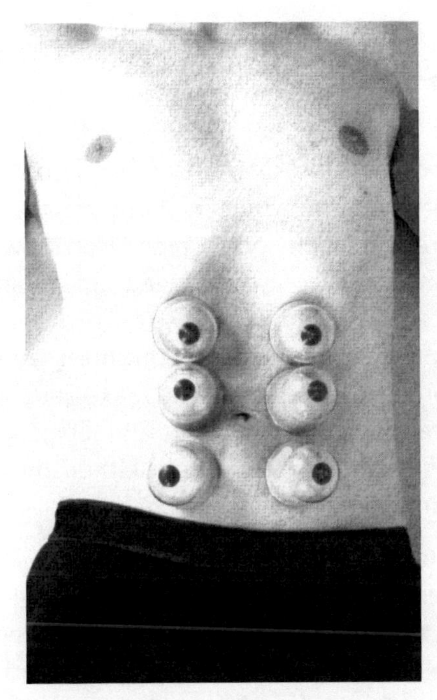

7.15 *Verdauungsbeschwerden mit Völlegefühl - Magenschleimhautentzündung*

Zum Völlegefühl kann es bei unterschiedlichsten Erkrankungen kommen, daher sollten ernsthafte Ursachen natürlich abgeklärt sein, denn neben Störungen des Magen-Darm-Traktes kann selbst ein chronisches Nierenversagen oder eine Herzschwäche zu einem Völlegefühl führen. Eine chronische Magenschleimhautentzündung ist einer der häufigsten Gründe dafür. Diesbezüglich sollte daran gedacht werden, eine Magenspiegelung durchführen zu lassen, da ein Bakterium namens Helicobacter pylori existiert, welches für die Beschwerden verantwortlich sein kann. Bei langjähriger Besiedelung des Magens mit diesem Erreger besteht ein erhöhtes Risiko für eine Magenkrebserkrankung.

Aus komplementärmedizinischer Sicht sollte auf eine Schonkost umgestellt werden, bis die Entzündung vollständig abgeklungen ist. Das bedeutet: Kein Fleisch, kein Alkohol, kein Kaffee, kein Tabakkonsum, keine Südfrüchte, keine kalten Getränke. Stattdessen sollte gut gekochtes Gemüse und Obst (Apfel/Birne) verzehrt werden, besonders eignen sich Karotten, Kartoffeln und Pastinaken. Kamillentee, Fenchel, warme Getränke, Nüsse, frischer Ingwer und Leinsamen (geschrotet) wirken ebenfalls schützend. Es sollte darauf geachtet werden, Stress zu reduzieren und Entspannungsverfahren zu kultivieren. Meist ist die chronische Gastritis das Ergebnis einer Fehlernährung in Kombination mit einem stressigen Alltag und verausgabenden Tätigkeiten. Es sollte wieder gelernt werden, ruhig bei Tisch zu essen und die Nahrung häufig zu kauen. In der Chinesischen Medizin spiegelt der Magen einen Teil der Mitte wieder. Ist die Mitte soweit dezentriert, dass es zu einer Entzündung kommen kann, so wird der gesamte Organismus herausgefordert. Eine stabile Mitte kann sämtliche Ungleichgewichte abfangen und ausgleichen. Fehlt dem Körper diese Ressource, kann eine jede Krankheit leichter eindringen. Daher sollte der ‚Pflege der Mitte‘ eine besondere Wichtigkeit beigemessen werden.

Mit der begleitenden Maßnahme des Schröpfens sollten pathogene Einflüsse wie Kälte oder Hitze aus dem Magen gezogen werden, um eine Heilung zu begünstigen. Ebenfalls soll die Passage zwischen Magen und Dünndarm gestärkt werden, sodass der Nahrungsbrei nicht zu lange im Magen verbleibt.

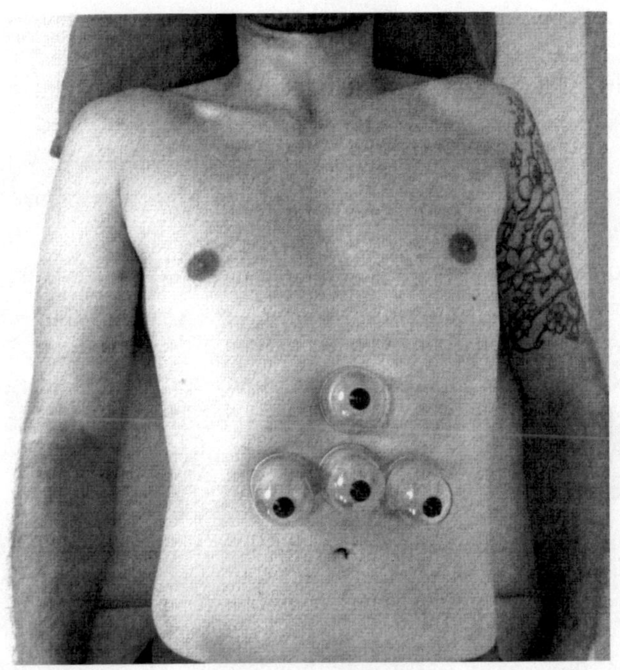

7.16 Lebererkrankungen (Fettleber, Leberzirrhose, Entgiftung der Leber)

Das Schröpfen des Lebersegmentes soll die Durchblutung und damit die Stoffwechselleistung der Leber steigern. Die kann man sich bei verschiedenen Störungen der Leber zunutze machen. Die Fettleber beispielsweise ist eine recht verbreitete Erkrankung des Organs. Da sie aber recht spät zu Folgeerkrankungen wie der Leberzirrhose führt und in der Regel ohne schwerere Symptome abläuft, bleibt sie meist unerkannt. Die Hauptursache ist hier eine übermäßige Menge an Bauchfett, kalorienreiche Ernährung und Alkoholkonsum. Es lagert sich Fettgewebe in der Leber ab, was zu einer minimalen chronischen Entzündung am Lebergewebe führt. Dieser Prozess schränkt die Leber als das größte Stoffwechselorgan in ihrer Funktion ein. Wird eine Fettleber nicht durch die geeigneten Veränderungen des Lebensstils geheilt, kann sie über kurz oder lang zur Leberzirrhose führen. Bei der Leberzirrhose stirbt das Lebergewebe Stück für Stück ab. Die Organfunktion versagt mit der Zeit und führt zum Tode, sofern kein Spenderorgan zur Transplantation gefunden wird.

Die meisten Erkrankungen der Leber laufen schmerzlos ab. Sprichwörtlich sagt man: ‚Die Leber leidet still', oder auch ‚Müdigkeit ist der Schmerz der Leber'.

Die Leber spielt in der naturheilkundlichen Praxis oft eine große Rolle, auch wenn noch keine manifeste Erkrankung vorhanden ist. Es gibt spezielle ‚Leberkuren', welche das Organ bei seiner Entgiftungsfunktion unterstützen sollen. Diese haben sich bei unterschiedlichsten Beschwerden, wie beispielsweise chronischer Müdigkeit, Muskelschmerzen, chronischen Kopfschmerzen und Hautunreinheiten bewährt.

Das Schröpfen kann zusätzlich die Entgiftungsfunktion, ähnlich dem Leberwickel, unterstützen.

Maßnahmen zur Unterstützung der Leber:

- Wenig tierische Fette, dafür pflanzliche Öle – Leinöl, Hanföl, Walnussöl, Olivenöl, Nüsse
- Reduktion der täglichen Zuckermenge, da Zucker in der Leber zu Fett abgebaut wird und sich dort ablagern kann.
- Täglich frisches Gemüse verzehren – die sekundären Pflanzenstoffe haben zusätzlich zu den Nährstoffen eine protektive Wirkung.
- Kurkuma – wirkt entzündungshemmend und lässt Rückschlüsse auf eine Leberschützende Wirkung zu.[18]
- Gewichtsreduktion bei Übergewicht
- Sport und regelmäßige Saunagänge
- Strike Alkoholkarrenz
- Die schützende Wirkung von Mariendistelpräparaten mit dem Wirkstoff Silymarin gilt bei Lebererkrankungen als wissenschaftlich gesichert und sollte als Therapieoption unbedingt in Erwägung gezogen werden.[19] [20]
- Bitterstoffe in der Ernährung fördern die Produktion von Gallenflüssigkeit und helfen so bei einem reibungslosen Verdauungsvorgang – z.B. Löwenzahn, Chicorée, Artischocke, Endivien, Rucola.

---

[18] https://www.uniklinik-freiburg.de/fileadmin/mediapool/08_institute/rechtsmedizin/pdf/Addenda/2016/Kurkuma_-_Wissenschaftliche_Zusammenfassung_2015.pdf

[19] https://www.pharmazeutische-zeitung.de/inhalt-29-2005/titel-29-2005/

[20] https://www.rosenfluh.ch/arsmedici-thema-phytotherapie-2009-01/mariendistel-und-silymarin

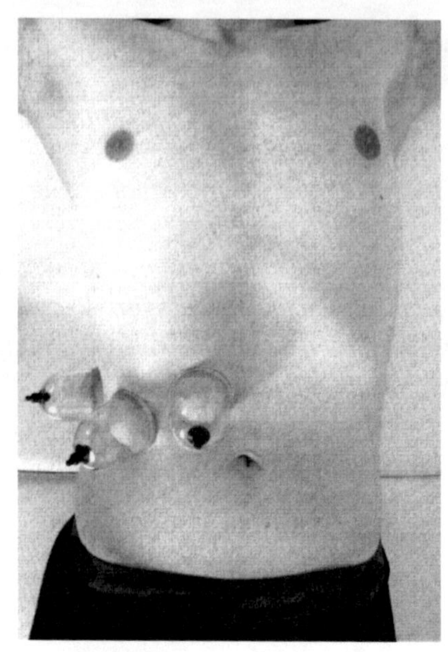

7.17 *Asthma bronchiale*

Das Asthma bronchiale ist eine chronische, entzündliche Erkrankung der Atemwege mit häufig dauerhaft bestehender Überempfindlichkeit. Bei Patienten mit dieser Erkrankung führt die Entzündung zu anfallsweiser Atemnot, als Folge einer akuten Verengung der Atemwege. Diese Verengung wird durch eine erhöhte Sekretion von Schleim, einer Ödembildung (Wasseransammlung) und Verkrampfung der Bronchialmuskulatur verursacht. Durch eine adäquate Behandlung sind diese Symptome im akuten Stadium reversibel. Hierfür werden meist Medikamente eingesetzt, welche inhaliert werden müssen (Glukokortikoide, β_2-Sympathomimetika u.a.).

Es gibt das allergisch ausgelöste Asthma bronchiale, aber auch eine nicht-allergische Form, welche andere Ursachen hat.

Komplementäre Behandlungen können bei ausgeprägten Formen des Asthmas das subjektive Gefühl der Atemnot verringern und dem Patienten helfen, etwas entspannter mit der Luftnot zurecht zu kommen. Bei allergischem Asthma können naturheilkundliche Therapien die allergische Reaktion eindämmen. Beispielsweise ist Akupunktur bei Heuschnupfen eine häufig wirksame Therapie. Bei angespannten Asthmatikern ist es oft ein Wechselspiel zwischen echter Luftnot und Angst/Panik- Verschlimmerung der Luftnot. Wenn der Patient dabei unterstützt wird, seine thorakale Muskulatur zu entspannen, selbst gelassener zu werden und dazu noch ein gutes Gesundheitsmanagement leistet, so kann erfahrungsgemäß die Anfallshäufigkeit und Intensität reduziert werden.

Wichtige Ziele in der Asthmatherapie sind unter anderem:

- Stärkung des Immunsystems – Vermeidung von Atemwegsinfekte, welche Asthmaanfälle auslösen können.
- Allergenkarenz
- Nikotinkarenz
- Vermeidung starker körperlicher Anstrengungen (Belastungsasthma)
- Ggf. Behandlung eines gastroösophagealen Refluxes
- Meiden von Schadstoffen, Staub, Kaltluft, Nebel

- Übergewicht vermeiden bzw. abnehmen, wenn nötig, da sich viel Bauchfett ungünstig auf eine Asthmaerkrankung auswirkt (durch den Gegendruck auf das Zwerchfell)
- Da der Prostaglandien- und Leukotrienstoffwechsel (Entzündungsmediatoren) durch Ernährung beeinflusst werden kann, sollte auf eine antientzündliche Ernährung umgestiegen werden – reichlich Omega 3 Fette (Leinöl, Fischöl), wenig tierische Fette, vegetarische Kost von Vorteil, wenig blähende Nahrungsmittel, ballaststoffreiche Kost (Leinsamen, Vollkorngetreide, Gemüse, Obst, Nüsse)
- Kreuzallergien beachten!
- Langsames Ausdauertraining – in Absprache mit dem behandelten Arzt – dieses erhöht das Atemvolumen und reduziert den Sympathikotonus.
- Extrakte mit Efeu, Eukalyptus (Cineol), Kresse, Meerrettich und Zwiebel wirken sich günstig auf die Erkrankung aus[21]
- Bei nervösen Patienten kann Baldrian, Hopfen, Melisse, Passionsblume eingesetzt werden
- Ggf. Probiotika zur Stabilisierung der Darmflora. In der traditionellen Chinesischen Medizin ist die Lunge mit dem Dickdarm verbunden. Wird der Zustand des Darmes verbessert, kann dies bei Erkrankungen der Lunge in diesem Kontext sehr förderlich sein.

Mit dem Schröpfen möchte man verspannte Muskulatur des Thorax lockern. Außerdem soll reflektorisch über die Lungenzone die Durchblutung der Lunge gesteigert und die Bronchien erweitert werden. Genutzt werden Punkte entlang der Wirbelsäule, ggf. entlang der Rippen und am vorderen Thorax einer der relevantesten Akupunkturpunkte in der Asthmatherapie.

[21] Mind-Maps Phytotherapie, Roman Huber 2019, Thieme- Verlag

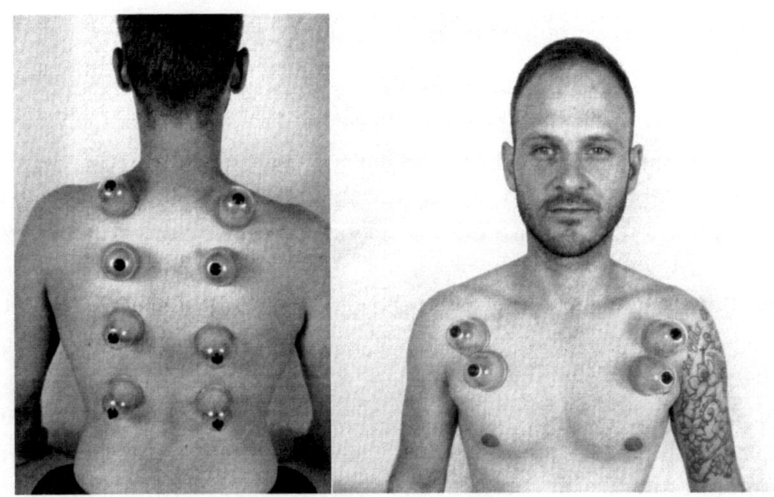

7.18 Wiederkehrende Blasen- und Harnwegsentzündungen

Häufig wiederkehrende Blasenentzündungen treten aufgrund der anatomischen Gegebenheiten häufiger bei Frauen, als bei Männern auf. Wichtig ist hierbei, dass mögliche Ursachen für rezidivierende Harnwegsinfektionen vom Arzt ausgeschlossen werden. Häufig ist eine aufsteigende Infektion von der Harnröhre zur Blase der Grund für die Zystitis. Meist wird diese vom Bakterium Escherichia coli hervorgerufen, welches vollkommen physiologisch im Darm auftritt. Gelangt nun dieses Bakterium vom Anus zur Harnröhre (z.B. durch häufigen Geschlechtsverkehr, oder die falsche ‚Abwischtechnik), entsteht eine Entzündung. Aber auch andere Bakterien können eine Entzündung auslösen. Sollten die Infekte nach einem Tropenaufenthalt auftreten, so sollten mögliche Ursachen diesbezüglich ausgeschlossen sein. Ebenso können Patienten durch ein geschwächtes Immunsystem anfälliger sein, dieses wird manchmal im Rahmen anderer Erkrankungen wie z.B. Diabetes mellitus geschwächt. Bei Männern kann eine vergrößerte Prostata häufige Infektionen begünstigen.

Bei schwereren Infektionen sollte unbedingt frühzeitig an ein Antibiotikum gedacht werden, um eine Sepsis (Blutvergiftung) zu verhindern.

Schröpfen kann bei schwachen Infekten und im beschwerdefreien Intervall angewandt werden. Gemäß den beschriebenen Hautzonen sollen so Beschwerden, welche durch den Infekt entstehen, gelindert werden. Im beschwerdefreien Intervall soll durch das Schröpfen das Immunsystem in diesem Bereich angeregt werden.

Selbstverständlich sollten allgemeine Regeln beachtet werden, wie eine gute Intimhygiene, Toilettengang nach dem Geschlechtsverkehr und ausreichend Wasser trinken.

Während einem Infekt kann folgendes wirksam sein: Meerrettich, Kresse, Bärentraubenblätter, Propolis, Hibiskus, Cranberries, Kürbis, Mannose, Brennesseltee, Unterbauch und unteren Rücken warmhalten. Im Sinne der Chinesischen Medizin sollte der Unterbauch und untere Rücken (welche der Niere und Blase zugeordnet sind) wie schon erwähnt stetig warmgehalten, warm getrunken und darauf geachtet werden, sein Nieren-Qi zu bewahren. Dies gelingt durch eine Reduktion der Arbeitsintensität (mehr Auszeiten, Urlaube, Ruhephasen, Wellness, Verzicht auf Schichtarbeit), eine warme Ernährung mit wenig Zucker, Alkohol, Südfrüchte, Eiscreme, Kaffee, Jogurt und Milchprodukten, stattdessen mehr Reis, Gemüse, mäßig Fleisch in Bio Qualität, Nüsse, Hülsenfrüchte.

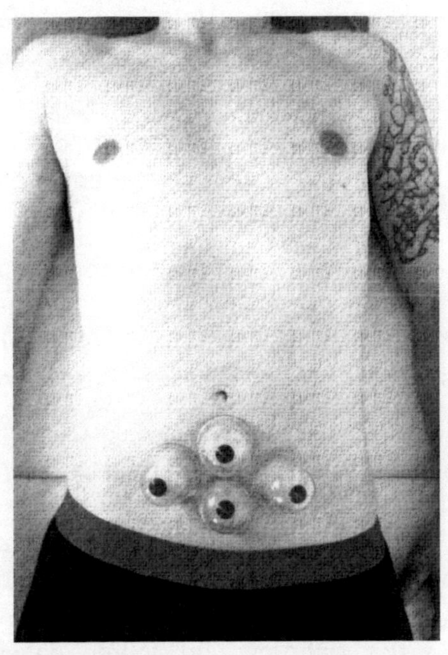

7.19 Menstruationsbeschwerden – Zyklusstörungen

Jede Frau die gesund ist, menstruiert während ihrer fruchtbaren Jahre in regelmäßigen Abständen. In der Regel sind das zwischen 30 und 40 Jahre. Während der Menstruation verändert sich die Gebärmutterschleimhaut und es kommt zur sogenannten ‚Regelblutung'. Nicht immer läuft dieser Prozess so reibungslos und harmonisch ab, wie sich das die meisten Frauen wünschen. Je nach energetischer Ausgangslage können Beschwerden wie Kopfschmerzen, krampfartige Unterbauchschmerzen, Rückenschmerzen, verminderte Belastbarkeit, Müdigkeit u.a. hinzukommen.

In der Chinesischen Diagnostik ist häufig ein sogenannter Qi-Mangel, Blutmangel, Bluthitze oder Qi-Stagnationen dafür verantwortlich. Dennoch sollten bei allen neu auftretenden gynäkologischen Störungen eine fachärztliche Abklärung stattfinden.

Die Betroffene sollte lernen, sich ausgewogen zu ernähren und Rücksicht auf die eigenen Bedürfnisse nehmen. Emotionale Belastungen, gerade wenn diese im Zusammenhang mit der Partnerschaft stehen, können dieses Beschwerdebild deutlich verschlimmern.

- Bei sehr starken Blutungen sollten eisenhaltige Lebensmittel (Fleisch- Blutwurst- Leber, Eier, Linsen Nüsse, rote Beete, Weizenkleie) verzehrt, oder ggf. ein Eisenpräparat aus der Apotheke eingenommen werden, um einer Blutarmut (Anämie) vorzubeugen. Vitamin C und Bitterstoffe verbessern die Eisenresorption aus der Nahrung und sollten daher fest auf dem Speiseplan stehen (z.B. Löwenzahn oder Endiviensalat). Zudem sollte auf zu viel körperliche Betätigung während der Menstruation verzichtet werden, da dies die Blutung verschlimmern kann.
- Besteht gleichzeitig ein generelles Kältegefühl, so sollte hauptsächlich warm gegessen/getrunken und der Unterbauch und untere Rücken stets warmgehalten werden.
- Ebenfalls können Präparate aus Mönchspfeffer dabei behilflich sein, die Regelbeschwerden zu verringern. Auch Curcuma hat sich in der

naturheilkundlichen Therapie bei einem Teil der Patientinnen bewährt.

- Sofern die Patientin die Anti-Babypille einnimmt, sollte an eine Ergänzung mit einem Vitamin-B Komplex gedacht werden. Dieser kann erfahrungsgemäß die nervliche Situation bessern und Symptome wie Müdigkeit und Kopfschmerzen lindern.

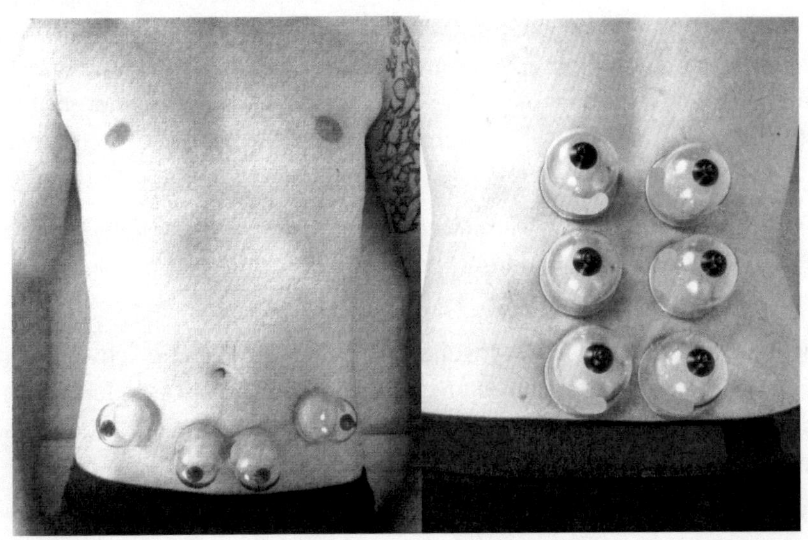

7.20 Klimakterische Beschwerden (Reizbarkeit, Hitzewallungen, Stimmungsschwankungen, Schlafstörungen, Herzklopfen, Schwitzen, Libidomangel, Müdigkeit, seelische Beschwerden, Scheidentrockenheit)

Die Wechseljahre werden in der Chinesischen Medizin primär der Niere zugeordnet. Das Nieren- Qi und die sogenannte Essenz, das Jing, nimmt in dieser Zeit physiologisch ab. Dies sollte jedoch nicht als Erkrankung gesehen werden, sondern als sinnvoller, natürlicher Prozess. Die Östrogenproduktion nimmt in dieser Zeit ab, was zu einem Rückgang des Brustkrebsrisikos führt. Die Behandlung mit Hormonersatzpräparaten ist im Rahmen der Chinesischen Medizin eher umstritten.

Um das Ausmaß von klimakterischen Beschwerden verstehen zu können, ist es wichtig zu begreifen, was für ein Leben die betroffene Frau bisher hinter sich hat.

Bestand schon vor den Wechseljahren eine energetische Schwäche im Bereich der Milz oder der Niere, so sind Wechseljahresbeschwerden meist stärker ausgeprägt. Die Energie sollte in jedem Fall jedoch so gut als möglich aufgefüllt und bewahrt werden.

Dispositionen für ein Schwaches Nieren-Qi und Jing sind:

- Mehrere Geburten
- Auszehrende Fortpflanzungsereignisse; mehrfache künstliche Befruchtungen, frustraner Kinderwunsch, schwere Erkrankungen der Kinder, auszehrende Phasen bei Neugeborenen – z.B. sogenannte ‚Schreikinder' oder Behinderungen
- Schwere chronische Erkrankungen
- Alkohol- und Drogenmissbrauch
- Massive Überarbeitung
- Genetische Disposition (Schwache Gene von Mutter und Vater, Mangelzustände oder Erkrankungen und emotionale Schocks der Mutter während der Schwangerschaft)
- Schwere emotionale Traumatisierungen, Missbrauchsereignisse

Möglichkeiten, das Nieren- Qi aufzufüllen und zu bewahren:

- Lebensmittel wie Lauch mit Walnüssen, Vollkornweizen,
- Das Vermeiden von zu kalten Lebensmitteln; zu viel Rohkost, Milchprodukte, Südfrüchte, Süßes etc. – Eine Ernährung zugunsten der Milz (Siehe Kapitel; Grundsätze der TCM) ist bei der Nierenschwäche angezeigt.
- Regelmäßige Mahlzeiten und Zubettgehzeiten, der Verzicht auf Nachtschicht
- Regelmäßige Auszeiten und Erholungsphasen
- Meditation und Qi- Gong
- Kein striktes Fasten
- Reduktion der täglichen Arbeit und die Besinnung auf das was im Leben wirklich von Bestand ist
- Die Bauchregion und den unteren Rücken stets warmhalten.
- Ginseng, Propolis- und Rosenwurzpräparate
- Blütenpollen und Samen verzehren

Ein Beispiel, wie die Nieren mithilfe der Schröpfgläser gestärkt werden können, sehen Sie hier (nächste Seite). Es werden allgemein Nieren stärkende Punkte geschröpft und darüber aktiviert. Zudem zieht das Schröpfen übermäßige Kälte aus der Nierenzone. Es sollte während dem Schröpfen darauf geachtet werden, die Region warmzuhalten, z.B. über eine wärmende Lotion (ggf. Johanniskrautöl oder Teufelskralle), oder eine Wärmelampe.

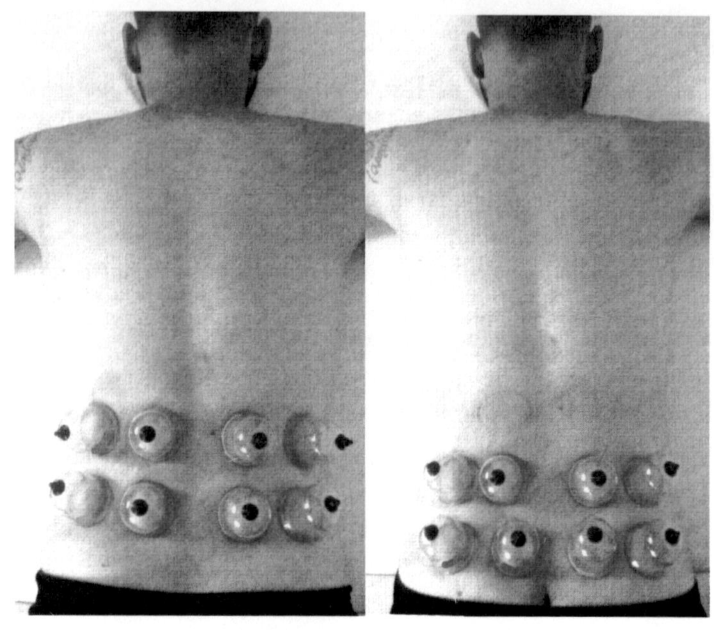

7.21 Burn-out-Syndrom (Erschöpfungsdepression)

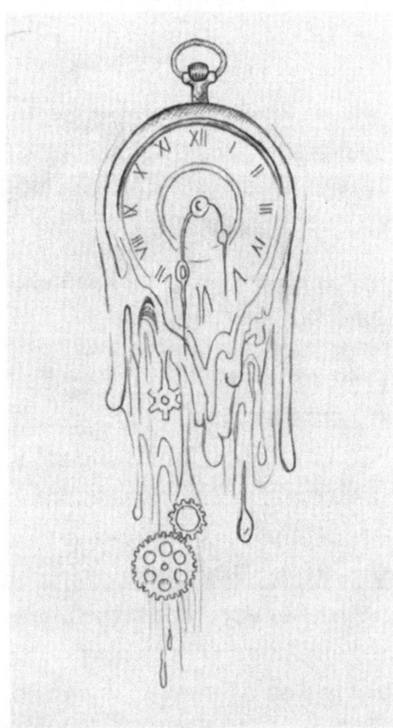

Wer hat den Begriff des Burn-outs nicht schon in der näheren Umgebung gehört? Das Burn-out-Syndrom ist eine Erkrankung, welche in den letzten 40 Jahren, gemeinsam mit dem Wirtschaftswachstum, rasant zugenommen hat.

Der Begriff ‚Burn-out' bedeutet übersetzt ‚ausgebrannt sein' und bezeichnet das Resultat konstanter Überforderung. Meist sind es nicht nur berufliche, sondern auch private und soziale Faktoren, die zur Erkrankung führen.

Man kann sich das Bild eines Autos vorstellen, das über längere Zeit im zweiten Gang über die Autobahn gejagt wird. Immer im oberen Drehzahlbereich, so schnell wie möglich. Ab und an hält es auf einem Rastplatz, doch dann geht es sofort weiter. Nach einer gewissen Dauer erscheint es schon fast physiologisch, dass der Motor einen Schaden bekommt und das Auto nicht mehr fahren kann.

Tragischer Weise spüren Patienten mit einem Burn-out im Vorfeld in der Regel nicht, dass sie bereits im oberen Drehzahlbereich fahren. Der tägliche Stress, die Überforderung, der Körper, der sich stets im vegetativen Stress – in Alarmbereitschaft - befindet. All diese ‚Vorzeichen' werden als Routine wahrgenommen und in Folge dessen nicht realisiert. Aus diesem Grund kommt das Burn-out oft von heute auf morgen. Dann wenn Sprichwörtlich ‚das Fass überläuft', genügt ein einziger Tropfen.

Das Burn-out Syndrom lässt sich in seiner Entstehung in die 7 Phasen nach Dr. Burisch einteilen:

- **Phase 1 Warnsystem in er Frühphase**– Es besteht Hyperaktivität, der Betroffene arbeitet viel und zeigt einen übertriebenen Arbeitseinsatz, unbezahlte Überstunden werden geleistet, Man kann schlecht abschalten, Unausgeschlafen und erschöpft, stellt seine eigenen Bedürfnisse zurück und verleugnet diese.
- **Phase 2 Reduziertes Engagement** – Emotionaler Rückzug, Distanzierung, Verlust von Empathie, das Gefühl mangelnder Anerkennung, regelmäßige Frustration
- **Phase 3 Emotionale Reaktionen** – Ungeduld, Ärgergefühle, häufige Konflikte, Streitlust, Aggression, Depression, Stimmungsschwankungen, Schuldzuweisungen
- **Phase 4 Abbau**- Konzentrationsschwäche, Ungenauigkeit, Entscheidungsschwäche, weniger Initiative, Phantasie, Flexibilität und Motivation
- **Phase 5 Verflachung**- Gleichgültigkeit, Eigenbrötlerei, Einsamkeit, Verflachung der Emotionen, Verflachung des sozialen, emotionalen und geistigen Lebens
- **Phase 6 Psychosomatische Symptome**- Schlafstörungen, gesteigerter Herzschlag, Herzklopfen, Bluthochdruck, häufige Kopfschmerzen, Müdigkeit, Magen-Darm Symptome, Libidoverlust, Errektionsstörungen, Erröten
- **Phase 7 Verzweiflung**- Hoffnungslosigkeit, negative Grundhaltung zum Leben, fehlender Lebenssinn, Selbstmordgedanken und -absichten, existenzielle Verzweiflung

Im Kontext der traditionellen chinesischen Medizin wird in diesen Phasen jedes der fünf Elemente in Mitleidenschaft gezogen, weshalb es wichtig ist, den gesamten Organismus in die Behandlung miteinzubeziehen.

Generell muss sich der Betroffene klarmachen, dass es sich dabei um eine ernstzunehmende Erkrankung handelt, die weitere psychiatrische und psychosomatische Symptome nach sich ziehen kann. Im sicherlich schlimmsten Fall kann ein Burn-out bis zum Selbstmord des Patienten führen. Aus diesen Gründen ist es von höchster Wichtigkeit, die Behandlung in professionelle Hände zu geben. Eine Mischung aus Gesprächspsychotherapie, eventuell Medikamenten oder stationärer Therapie steht in der Behandlung an oberster Stelle. Um das körperliche Wohlbefinden, die Stressreduktion und die Entspannung zu fördern, können komplementäre Verfahren, wie die Schröpftherapie, eingesetzt werden. Aber auch Bewegungstherapien, Meditation, gesunde Ernährung, Massagen und Kräuter sind sehr hilfreich, um dem Patienten zu mehr Wohlbefinden und Lebensfreude zu verhelfen.

Punkte, die geschröpft werden können, sind insbesondere die Zustimmungspunkte seitlich der Wirbelsäule, diese erreichen im Sinne der Chinesischen Medizin nicht nur die Organe selbst, sondern auch die geistigen Aspekte, welche ihnen zugeordnet sind.

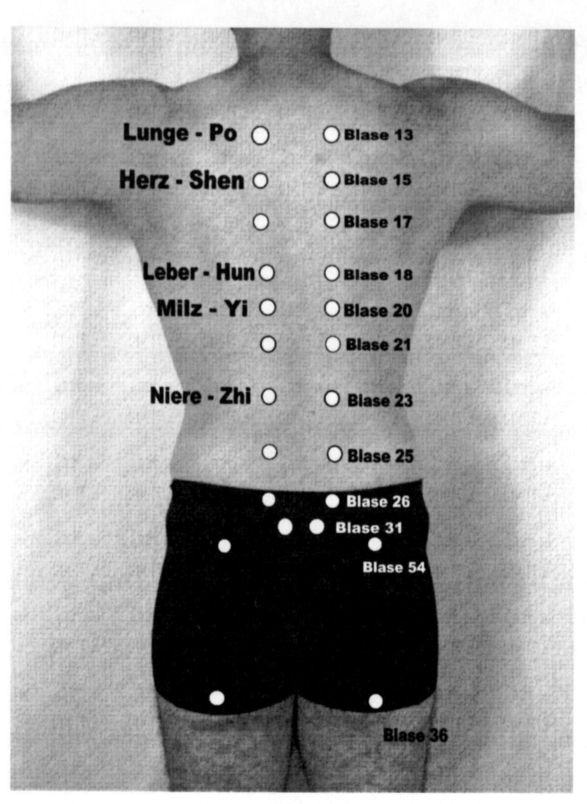
Lunge - Po
Blase 13
Herz - Shen
Blase 15
Blase 17
Leber - Hun
Blase 18
Milz - Yi
Blase 20
Blase 21
Niere - Zhi
Blase 23
Blase 25
Blase 26
Blase 31
Blase 54
Blase 36

In der Traditionellen Chinesischen Medizin werden insgesamt fünf dieser ‚Geistesaspekte' definiert. Dabei ist jeder Aspekt für einen anderen Teil des Empfindens, der Emotionen und des Denkens verantwortlich.

‚Shen- Geist mit seinem Sitz im Herz'

Shen korrespondiert mit unserem Bewusstsein. Er ist tagsüber in der Wahrnehmung und dem Bewusstsein verankert und nachts zieht er sich zurück ins Herzen und richtet seine Aufmerksamkeit nach innen. Dadurch ist Shen an der Tag-Nacht Regulation beteiligt und mitverantwortlich für das Traumgeschehen. Shen macht das Erkennen von Wahrnehmungen, Gedanken und auch erst Gefühlen möglich. Ein Starker Shen macht eine gute Konzentration möglich, verleiht Intelligenz, Ideen, Aufgewecktheit und Wissen. Er drückt sich in den Augen eines Menschen aus; sind die Augen strahlend glänzend und wirken lebendig und vital, so ist Shen in einer guten Verfassung. Manch einer vergleicht dies mit Charisma. Sind die Augen trüb, müde, glanz- und kraftlos, so ist Shen schon beeinträchtigt.

Über die Sprache drückt sich das Herz aus, ist diese sehr verhalten, schwach und karg, so sollte an eine Shen-Störung gedacht werden. Shen ist von Natur aus fröhlich und warm. Er macht es uns möglich, mit anderen Menschen in Kontakt zu treten.

‚Zhi – Willenskraft mit ihrem Sitz in der Niere'

Zhi ist der geistige Aspekt der Niere. Er ist, wie schon erwähnt, für die Willenskraft und das Durchhaltevermögen verantwortlich. Ein Ungleichgewicht drückt sich wie folgt aus:

Der Mensch ist nicht in der Lage, eine klare emotionale Trennung zwischen Vergangenheit, Gegenwart und Zukunft zu ziehen, es bestehen meist Angstproblematiken und existentielle Panik. Es besteht mangelnde Motivation, Entschlossenheit und Zukunftspläne, häufig Außenseiter. Ziele werden wenig gesetzt und wenn dann nicht erreicht. Begleitend bestehen häufig glanzloses, schlaffes Haar oder sogar Haarausfall, Schwerhörigkeit und Kältegefühle.

‚Yi- der Intellekt, der in der Mitte beheimatet ist'

Yi bezeichnet die Klarheit, welche ähnlich einer gesunden Verdauung aus dem extrahiert wird, was wir zu uns nehmen. Das bezeichnet nicht nur die Dinge, die wir essen, sondern auch das, was wir seelisch-geistig in uns aufnehmen. Die Milz ist mit der Emotion der ‚Sorge' verknüpft. Sorgen entstehen meist, wenn wenig Klarheit vorhanden ist. Die Milz vermittelt in der chinesischen Medizin Harmonie und Frieden und bringt so die Menschen zusammen.

Ist die Mitte im Ungleichgewicht drückt sich das häufig durch folgendes aus:

Schwermut, Schwerfälligkeit, Selbstmitleid und Selbstzweifel. Der Mensch sorgt sich übermäßig und haftet zu sehr an seinen Emotionen an. Es fällt schwer diese loszulassen und bleiben zu lassen. Das übermäßige Grübeln führt eher zur Konfusion als zur Klarheit. Bei einer starken Dysbalance ist eine konstruktive Sorge um Mitmenschen und Mitleid nicht mehr möglich, die Person haftet an diesen Dingen an und steigert sich in eine krankhafte Fürsorge. Das sogenannte ‚Helfersyndrom' ist das Resultat einer schwachen Milz. Ebenso suchen Menschen mit einer schwachen Milz nach übermäßiger Anerkennung der Eltern. Aber auch andere Dinge oder Menschen werden missbraucht, um den Hunger nach Anerkennung zu füttern.

Häufige Begleitsymptome sind: Verdauungsprobleme, Wasser-einlagerungen, Kopfschmerzen (Benommenheitsgefühl), gestörter Appetit und Geschmackssinn, teigiges aufgedunsenes Gewebe, schlecht durchblutete Lippen.

‚Po – Körperseele oder Instinktseele, mit dem Sitz in der Lunge‘

Das Wesen des Po ist in der Lunge beheimatet und beherbergt den Instinkt und damit auch die vegetativen Reaktionen (also die Körperliche Reaktion auf Ruhe- und Stresssituationen). Po spielt bei allen physiologischen und immunologischen Prozessen eine tragende Rolle und regiert die Abwehrkraft des Menschen.

Die Lunge ist in der chinesischen Medizin dafür zuständig, Trauer zu verarbeiten. Trauer ist eine normale, angemessene Reaktion auf Verlust. Sie ermöglicht es Abschied zu nehmen und den emotionalen Schock zu verarbeiten. Ist dieser Prozess gestört, kann ein Ungleichgewicht der Lunge dafür verantwortlich sein. Etwas laviert, aber dennoch zur Trauer gehörend ist die Emotion der Sehnsucht, da es hierbei zu Trauer über das unerreichbare kommt.

Ist die Funktion des Po gestört kommt es unter anderem zu folgendem:

Immunologische Störungen, Autoimmunerkrankungen, Atemwegserkrankungen, keine Trauer mit Wandel bzw. Neuanfang, schlechte Abgrenzungsfähigkeit, zwanghaftes Verhalten, Schwierigkeiten loszulassen, chaotisch, keine Gelassenheit und Konzentration auf das wirklich Wichtige, flache/oberflächliche Atmung, Dysbalance der vegetativen Reaktionen (Stress-Ruhe Regulation).

Begleitend kann es zu Erkrankungen der Nase, bzw. schlechtem Riechvermögen und Hautproblemen kommen.

‚Hun- die Wanderseele mit dem Sitz in der Leber‘

Hun lebt in der Leber und ist das, was alle vor- und nachgeburtlichen Erinnerungen speichert. Hun gibt irrationale und chaotische Bilder weiter an Shen, ähnlich wie auf einer Leinwand. Dabei ist Hun in seiner Natur sehr kreativ und emotional. Hun ist der Seelenanteil, welcher nach dem Tod vom Körper freigegeben wird und zurückkehrt ins große, ganze – den Kosmos.

Er ermöglicht es uns Dinge planen zu können, somit ist er an unserer Zukunft essentiell beteiligt. Ein ungestörter Hun ermöglicht es uns zu träumen, Ideen und Projekte zu haben, Hoffnungen, Ideale und Inspirationen zu erleben.

Er ist an dem was wir nachts träumen beteiligt, da er die bildhafte Wahrnehmung steuert. Die Emotionen, welche seinem Funktionskreis Leber/ Galle zugeordnet sind, sind die Wut, Frustration und Reizbarkeit.

Eine Störung des Hun kann sich wie folgt ausdrücken:

Informationen können schlecht getrennt werden, mangelnde Identitätsfindung, Verhaftung mit dem Körper, rastloser Geist, leichte Überforderung aus welcher dann schnell Chaos entsteht, neigt zu vielen Träumen- auch Alpträume und Tagträume, Sehnsüchte die nur schwer erfüllt werden können, Intoleranz, Gefühl ungerecht behandelt zu werden, latente Frustration, Wutausbrüche, Dominanzgehabe, Reizbarkeit.

Begleitend können folgende Symptome bestehen: Verspannung der Muskulatur, Bluthochdruck, Migräne, glanzlose Nägel, Sehstörungen – gerötete Augen, Schlafprobleme.

Abgesehen von den Zustimmungspunkten, kann es sehr wohltuend und entspannend sein, die Punkte, welche direkt auf der Wirbelsäule liegen, zu schröpfen. Hierbei fährt der Körper seine Stressreaktionen nach unten und es ergibt sich die Möglichkeit, in eine wirkliche Entspannung hineinzufinden.

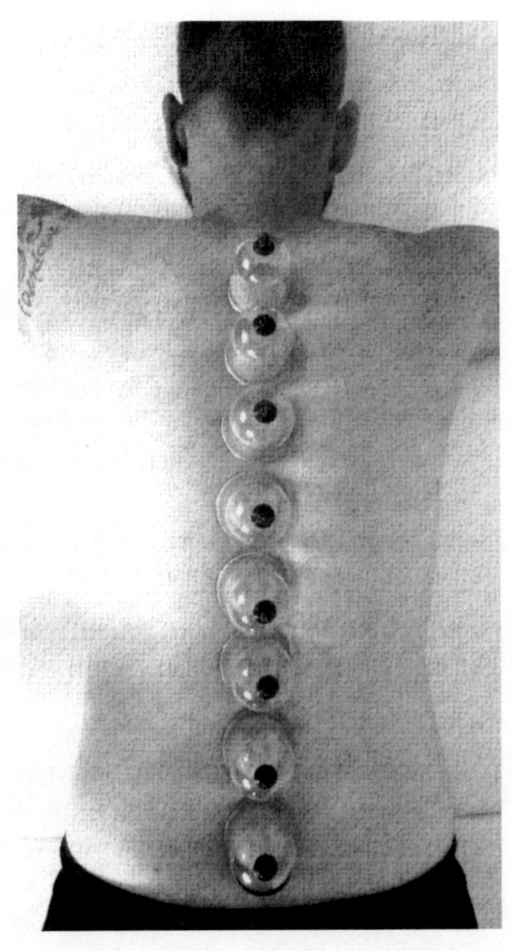

7.22 Schlafstörungen (Einschlafstörungen, Durchschlafstörungen)

Schlafstörungen sind ein weit verbreitetes Phänomen, was in unserer ‚gehetzten' Gesellschaft rasant zunimmt. Es gibt eine Reihe körperlicher Ursachen, wie beispielsweise Schilddrüsenüberfunktion, Schlafapnoesyndrom, Herz-Kreislauf-Erkrankungen, Bluthochdruck, vegetative Fehlregulation durch ein unbehandeltes Halswirbelsäulensyndrom, behinderte Nasenatmung, Parkinson, Demenz, Schmerzsyndrome etc. Meist sind jedoch psychische Ursachen wie Stress, Depressionen, Ängste, Sorgen, Übererregung der Grund dafür. In diesem Fall kann das Schröpfen gemäß der chinesischen Medizin dabei behilflich sein, das Qi abzusenken und zu regulieren, sodass es leichter fällt, in den Schlaf zu finden.

Schlafstörungen in der TCM sind ein komplexes Thema. Bei diesen Beschwerden sollte man für gewöhnlich eine differenzierte Diagnostik durchführen, denn um einen gesunden Schlaf zu erleben, sollte ausreichend Qi, Blut und Körpersäfte vorhanden sein. Das Qi sollte frei fließen und kein Pathogen wie Kälte, Hitze, Wind, Trockenheit oder Feuchtigkeit im Übermaß vorhanden sein. Um hier jedoch eine pragmatische Möglichkeit aufzuzeigen, wird über die vorgestellte Schröpfkombination das Qi vom Kopf nach unten geleitet. Dies ermöglicht dem Geist zur Ruhe zu kommen, um ein Einschlafen möglich zu machen. Stagnationen im Nackenbereich werden gelöst, um eine gesunde Qi- Zirkulation zwischen Kopf und Körper zu begünstigen.

Allgemein sollte auf eine gute Schlafhygiene geachtet werden, das bedeutet:

- keine schweren Mahlzeiten abends
- kein Alkohol
- keine elektrischen Unterhaltungsgeräte im Schlafzimmer
- geeignete Schlaftemperatur im Schlafzimmer (16°-19°Grad Celsius)
- den Tag ruhig und bewusst ausklingen lassen (kein Sport, keine aufwühlenden Bücher oder Filme)
- keine großen Mengen an Flüssigkeit trinken am Abend

- keine anstrengenden Einschlafversuche, stattdessen eher etwas beschäftigen und dann wieder neu versuchen
- Entspannungsübungen
- Schlaffördernde Kräuter/Kräutertees (Baldrian, Hopfen, Melisse, Lavendel, Passionsblume, Johanniskraut)

Ein Beispiel, wie das Schröpfen hierbei behilflich sein kann, sehen Sie hier (geschröpft werden sollte gegen Abend etwa 2-3 Stunden vor dem Einschlafen):

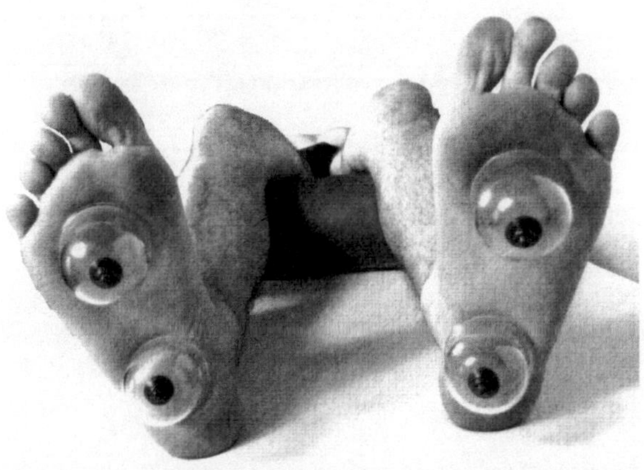

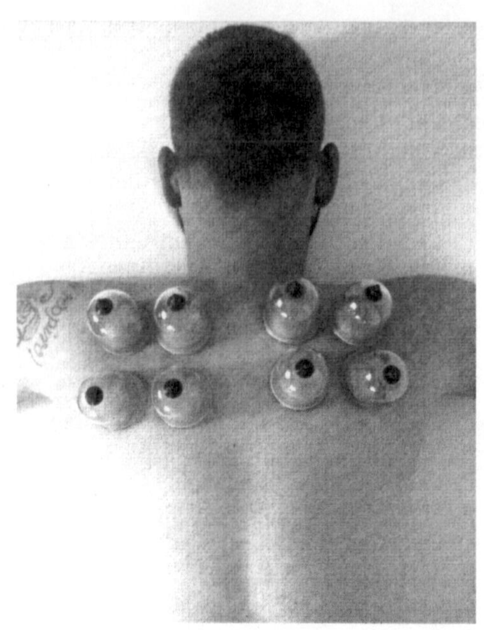

7.23 Übermäßige Angst (Angststörung, Prüfungsangst, Flugangst etc.) und Andauernde Nervosität

‚Es gibt nichts außerhalb von dir, dass dich dazu bemächtigt, stärker, reicher, schneller oder klüger zu werden. Alles ist in dir. Alles existiert. Suche nichts außerhalb von dir selbst.'

Miyamoto Musashi (1584-1645, japanischer Schwertkämpfer, Philosoph, Schriftsteller)

Ängste treten in unterschiedlichsten Lebensphasen, mal stärker und mal schwächer auf. Sicherlich gehört die Angst, wie auch die Wut, die Freude, die Trauer und die Liebe zu einem erfüllten ausgeglichenen Leben. Nehmen die Ängste allerdings einen so großen Raum im Leben ein, dass sich das Leben um die Angst dreht, so ist dieses Gefühl eine

Last. Es empfiehlt sich, im Rahmen einer Psychotherapie, herauszufinden, woher dieses übermäßig starke Gefühl kommt und wie man ihm am besten begegnen kann. Medikamente und auch Kräuter, welche die Angstgefühle verringern und Entspannung fördern, können in dieser Lebensphase sinnvoll und notwendig sein.

Im Kontext der Traditionellen Chinesischen Medizin wird das Gefühl der Angst der Niere zugeordnet. Physiologisch wird das aus der Atemluft gewonnene Qi direkt zur Niere weitergeleitet, welche das Qi aufnimmt. Es gibt einige Krankheitsmuster, welche diesen Prozess behindern. Meist atmen diese Patienten vorwiegend sehr oberflächlich und sind nicht lange in der Lage eine ruhige, tiefe Bauchatmung durchzuführen. Die Verbindung zwischen Lunge und Niere wiederherzustellen, ist eine der Aufgaben von Atemmeditationen und Qi-Gong Übungen. Es wird versucht, energetische Blockaden zwischen dem Brust- und Bauchraum zu beseitigen und einen gleichmäßigen Energieaustausch zu ermöglichen. Oft besteht diese Blockade im Bereich des Zwerchfells, weswegen es förderlich ist, dieses durch eine Schröpftherapie zu lockern. Gleichzeitig sollte der Fokus auf die richtige Atmung gesetzt werden. Das regelmäßige praktizieren von Meditationsübungen ist ein guter Weg diese zu trainieren.

Kurze Meditationsübung:

Diese Meditation sollte ca. zwei bis fünf Minuten durchgeführt werden. Setzen Sie sich aufrecht hin, sodass die Wirbelsäule und der Kopf vollständig aufgerichtet sind. Schließen Sie ihre Augen. Nun halten Sie ihre Fingerspitze des Zeigefingers direkt unter die Nase vor den Mund. Atmen Sie tief und ruhig und spüren Sie dabei, wie sich die Luft, die Sie ausatmen, auf der Fingerkuppe anfühlt. Ist die Luft warm? Feucht? Ist es ein starker Luftstrom oder ein schwacher? Ist er gleichmäßig oder abgehackt? Konzentrieren Sie sich völlig auf diese Empfindung und stellen Sie sich die oben genannten Fragen immer wieder. Es gibt in diesen Minuten nichts, was wichtiger ist als diese Fragen. Sollten Sie während der Meditation mit den Gedanken abschweifen, so ist das völlig in Ordnung und normal. Kehren Sie in dem Moment in dem Sie das bemerken immer wieder zu ihrem Fokus zurück. Wie fühlt sich ihre Atmung an?

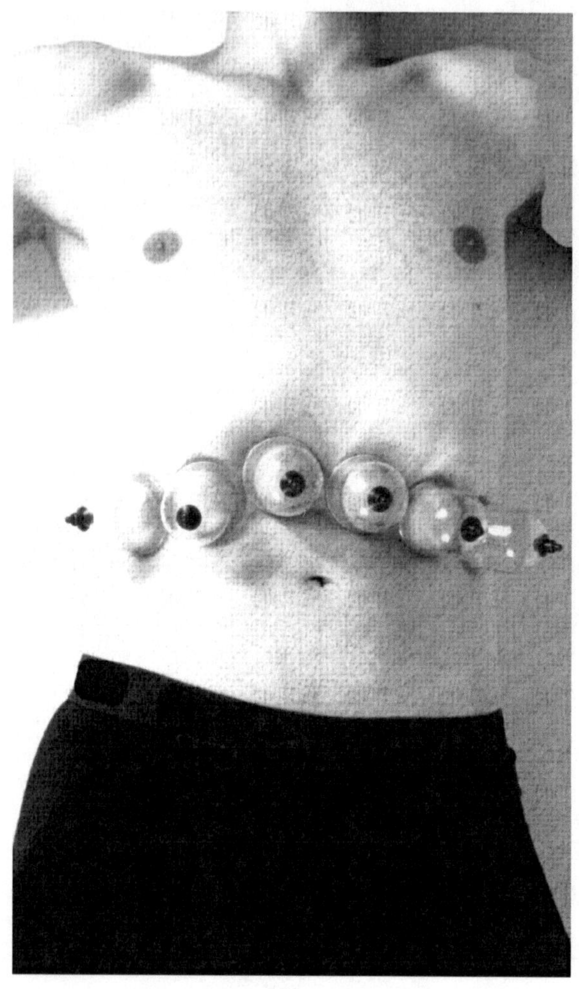

7.24 Bluthochdruck

Die sogenannte arterielle Hypertonie (Bluthochdruck) ist eine der häufigsten Erkrankungen in Deutschland und sollte aufgrund ihrer fatalen Folgen ernst genommen und rechtzeitig behandelt werden.

Ein gesunder Blutdruck sollte in der Ruhephase nicht höher als 130 systolisch und 85 diastolisch liegen. Leichte Abweichungen nach oben können noch toleriert werden, jedoch besteht eine Hypertonie schon ab einem Wert von 140/90. Je höher dieser Wert auf Dauer ansteigt, umso wahrscheinlicher sind Komplikationen durch den Hochdruck.

Bei der Erkrankung ist der Druck in den Arterien zu hoch, was zur Folge hat, dass die Blutgefäße mit der Zeit geschädigt werden. Dies hat zum Teil schwerste Erkrankungen zur Folge. Dazu zählen: Herzinfarkt, Schlaganfall, Erblindung – Sehverschlechterung, Nierenschäden, Hirnblutungen, Gefäßaussackungen (diese können bei einem Riss schnell zum Tode führen), Herzschwäche uvm.

Unterschieden wird dabei zwischen der primären und sekundären Hypertonie.

Die primäre Hypertonie ist mit rund 95% die am häufigsten vorkommende Form des Bluthochdrucks. Hier besteht keine andere Erkrankung als Grund für den erhöhten Druck in den Blutgefäßen. Es gibt jedoch eine Reihe an Risikofaktoren, die zu einer primären Hypertonie führen können: Bewegungsmangel, Übergewicht, Rauchen, Alkohol, ungesunde Ernährung, hoher Kochsalzkonsum, innere Anspannung, Stress, Schlafmangel, genetische Faktoren, Diabetes mellitus, hohe Blutfettwerte, höheres Lebensalter.

Bei der sekundären Hypertonie hingegen kann eine andere Ursache für den Bluthochdruck gefunden werden. Diese sind unter anderem: Erkrankungen der Nieren und Nebennieren, Erkrankungen und Fehlbildungen der Blutgefäße, Schilddrüsenerkrankungen, die Einnahme von Kontrazeptiva und das Schlafapnoesyndrom. Bei dieser Form des Bluthochdrucks sollte natürlich in jedem Fall die Grunderkrankung durch einen Fachmann behandelt werden.

Bei der primären Hypertonie hingegen können komplementäre Therapien, gemeinsam mit einer Lebensstiländerung, sehr wirksam sein. Im günstigsten Fall kann durch diese Maßnahmen sogar auf die Einnahme von Medikamenten verzichtet werden. Hierfür ist allerdings die Mitarbeit des Patienten unabdingbar.

Allgemeine Maßnahmen um den Bluthochdruck zu behandeln sind:

- Alkoholverzicht – Alkoholreduktion, Verzicht auf Tabakrauchen
- Bei Übergewicht steht die Gewichtsreduktion im Vordergrund
- Regelmäßige körperliche Betätigung – Wandern, Radfahren, Joggen, Walking, Schwimmen, Laufsportarten, Kampfsport
- Reduktion der täglichen Kochsalzmenge
- Ausreichend Lebensmittel verzehren, die Magnesium, Omega 3 Fette und Kalium enthalten – dazu zählen vor allem Gemüse, Obst, Fisch, Leinsamen, Vollkorngetreide und Nüsse.

Sollten diese Maßnahmen nicht vollständig zur Behandlung ausreichen, kann die komplementäre Medizin dabei helfen, wieder normale Blutdruckwerte zu bekommen. Hierbei haben sich einige Verfahren als besonders wirksam erwiesen:

- Akupunktur – im Rahmen der Therapie mit traditioneller chinesischer Medizin kann die Punktion einzelner Akupunkturpunkte dabei helfen, den Druck zu normalisieren. In einer Studie wurde beobachtet, dass unter der Therapie der Noradrenalinspiegel sank. Ebenso verringerte sich die Ausschüttung von Renin und Aldosteron.[22]
- Ernährungstherapie – durch die gezielte Zuführung von bestimmten Lebensmittel kann eine Blutdrucksenkung erreicht werden. Hierbei macht man sich die Funktion einiger Nährstoffe und sekundären Pflanzenstoffe zunutze. Dies konnte am Beispiel der Heidelbeere in einer Studie eindrucksvoll gezeigt werden. Der Blutdruck sank in dieser Studie während des Heidelbeerkonsums im Mittel um 7mmHg systolisch und 5 mmHg diastolisch.[23]

---

[22] https://www.aerzteblatt.de/nachrichten/71243/Hypertonie-Wie-eine-Elektro-Akupunktur-den-Blutdruck-senken-kann

[23] https://www.aerzteblatt.de/nachrichten/61428/Heidelbeeren-senken-Blutdruck-in-kontrollierter-Studie

- Eine effektive Therapie bietet der altertümliche ‚Aderlass' in Form von regelmäßigem Blutspenden. Gemäß der Traditionellen Chinesischen Medizin wird hierdurch übermäßige ‚Fülle' und ‚Hitze' abgeleitet. Einer der Hauptgründe für Hypertonie. Es konnte gezeigt werden, dass regelmäßige Blutspenden den Blutdruck langfristig effektiv senkt.[24]
- Die regelmäßige Einnahme von Schwarzkümmel hat sich ebenfalls als wirksam erwiesen.[25]
- Der vermehrte Verzehr von Omega 3 Fettsäuren hat sich in der Prävention von Herz-Kreislauf-Erkrankungen bewährt (z.B. Fisch, Nüsse, Fischöl, Leinöl, Hanföl und Leinsamen). Jedoch sollten die tierischen Fette zeitgleich reduziert werden.[26]
- Die Einnahme von Magnesium, zusätzlich zur antihypertensiven Therapie, hat sich ebenfalls als wirksam erwiesen. Die Effekte sind zwar gering, dennoch vorhanden. Da Magnesium zusätzlich den Herzschlag verlangsamen kann, sollte die Einnahme jedoch bei bradykarden Herzrhythmusstörungen (zu langsamer Herzschlag) mit dem Arzt besprochen werden. Magnesium stabilisiert zudem den Herzrhythmus bei tachykarden Herzrhythmusstörungen (zu schneller Herzschlag), weswegen bei Herzerkrankungen ohnehin auf eine gute Versorgung geachtet werden sollte.[27]

Das Schröpfen im Sinne der Chinesischen Medizin beruhigt das vegetative Nervensystem bei chronischer Stressbelastung und hilft dem Körper bei der Entspannung. Hierdurch bessert sich der Bluthochdruck häufig kurzfristig. Im Kontext der Chinesischen Medizin wird überschüssiges Yang-Qi, welches für den Hochdruck verantwortlich ist, aus dem oberen Körperbereich gezogen und nach unten hin abgesenkt. Diese Methode kann regelmäßig durchgeführt, zusätzlich zu den oben erwähnten Maßnahmen, günstig sein, um den Blutdruck dauerhaft zu senken.

---

[24]https://www.aerztezeitung.de/medizin/krankheiten/herzkreislauf/bluthochdruck/article/816442/blutspende-bluthochdruck.html

[25] https://www.uniklinik-freiburg.de/fileadmin/mediapool/08_institute/rechtsmedizin/pdf/Addenda/Schwarzk%C3%BCmmel.pdf

[26] https://www.dge.de/fileadmin/public/doc/ws/ll-fett/v2/07-Hypertonie-DGE-Leitlinie-Fett-2015.pdf

[27] https://www.kardiologie.org/magnesium-supplementation-wirkt-blutdrucksenkend/10492126

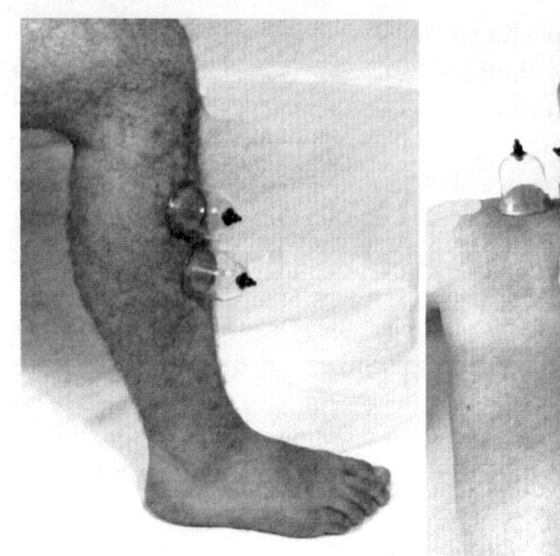
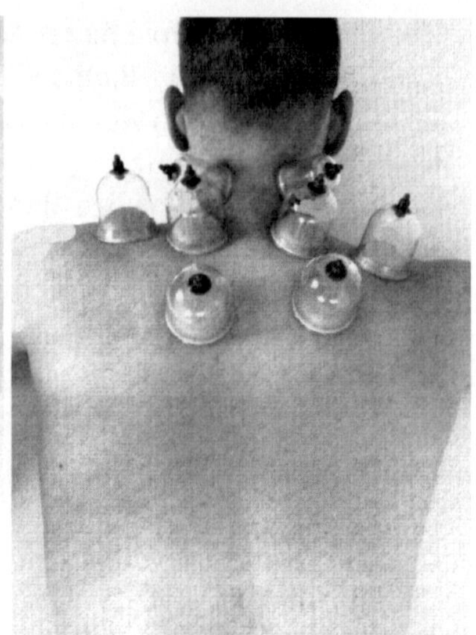

7.25 Herzbeschwerden (funktionelle und zur subjektiven Beschwerdebesserung bei manifesten Erkrankungen, Herzneurose)

Das Herz gilt in der Chinesischen Medizin als das Organ, was auf äußere Reize, besonders Emotionen, schnell reagiert. Dies kann sich zum Beispiel als Unruhe oder Engegefühl in der Brust und Herzrhythmusstörungen ausdrücken. Selbstverständlich sollte es sein, bei derartigen Empfindungen, das Herz durch einen Arzt untersuchen zu lassen. Denn auch ernsthafte Erkrankungen, wie eine koronare Herzkrankheit oder ein drohender Herzinfarkt können sich über diese Symptome ausdrücken. Wird keine Ursache für die Beschwerden gefunden, lautet die Diagnose häufig funktionelle Herzbeschwerden oder auch vegetative Übererregung. Hier kann mit den Methoden der Naturheilkunde gearbeitet werden, um die Symptome zu verringern. Auch bei bestehenden Herzerkrankungen kann über das Schröpfen ein ausgleichender Effekt auf das Herz ausgeübt werden (Achtung: möglicherweise nimmt der Patient aufgrund seiner Erkrankung Medikamente zur Blutverdünnung ein, wie z.B. Phenprocoumon, Clopidogrel, Rivaroxaban – diese sind jedoch eine Kontraindikation für das Schröpfen).

Bei einer übermäßigen Besorgnis bezüglich einer Herzerkrankung – der sogenannten Herzneurose kann über das Schröpfen der Kreislauf aus Angst – reflektorisch erhöhtem Pulsschlag und Herzklopfen – unterbrochen werden. Das trägt zur Entspannung des Patienten bei und hilft möglicherweise, neues Vertrauen in die gesunde Organfunktion zu gewinnen.

Zusätzliche Maßnahmen bei manifesten Störungen des Herzens (in Absprache mit dem Kardiologen):

- Meditation [28]
- Nikotin – und Alkoholkarenz
- Ernährungsmodifikationen zur Senkung des LDL-Cholesterinspiegels, Regulation von Puls und Blutdruck, Verbesserung der Gefäßelastizität- günstige Lebensmittel hierfür sind: Hafer,

[28]https://www.aerztezeitung.de/medizin/krankheiten/herzkreislauf/herzrhythmusstoerungen/article/648479/neuer-ansatz-yoga-rezept-vorhofflimmern.html

Mandeln, Leinsamen, Flohsamen, Artischocken, Fischöl, Leinöl, Walnüsse, Grüner Tee

- Bewegungstherapie: Joggen, Schwimmen, Radfahren
- Magnesiumdefizite ausgleichen (nicht bei einer Bradyarrhythmie - krankhaft zu niedrigem Puls)[29]
- Weißdorn als Therapieoption erwägen[30] [31]
- Schichtarbeit vermeiden[32]

Zusätzliche Maßnahmen bei funktionellen Herzbeschwerden – vegetativ, psychisch oder Stressbedingt:

- Beruhigende Kräuter – z.B. Passionsblume, Melisse, Baldrian, Hopfen, Lavendel
- Manuelle Therapien – Akupressur und Massagen
- Moderater Sport
- Auf einen ausgeglichenen Mineralstoffhaushalt achten (besonders Kalium und Magnesium)
- Ggf. Psychotherapeutische Interventionen
- Entspannungsverfahren – Atemmeditation
- Schichtarbeit vermeiden

Geschröpft wird die Zustimmungszone des Herzens auf dem Rücken, es kann zusätzlich auch noch die Zustimmungspunkte der Lunge geschröpft werden (siehe Grafik – Kapitel Burn-out).

[29] Magnesiummangel und Magnesiumtherapie bei Herzrhythmusstörungen
Empfehlungen der Gesellschaft für Magnesium-Forschung e. V.
Magnesium deficiency and therapy in cardiac arrhythmias
Recommendations of the German Society for Magnesium Research
W. Vierling, D.-H. Liebscher†, O. Micke, B. von Ehrlich, K. Kisters

[30] https://www.uniklinik-freiburg.de/fileadmin/mediapool/08_institute/rechtsmedizin/pdf/Weissdorn.pdf

[31] https://www.pharmazeutische-zeitung.de/ausgabe-132014/starkes-herz-durch-weissdorn/

[32] https://www.aerztezeitung.de/medizin/krankheiten/herzkreislauf/herzinfarkt/article/819000/khk-nachtschicht-schlecht-fuers-herz.html

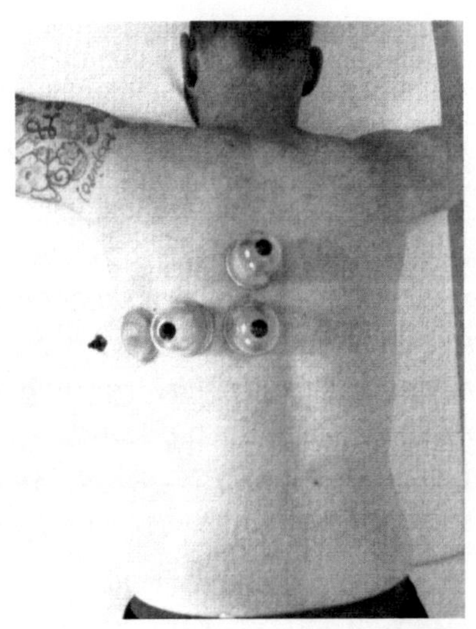

7.26 Fieber

Fieber ist eine Reaktion des Organismus, meist krankhafter Ursache, aus bestimmten Vorgängen im Körper. Am häufigsten findet sich Fieber im Rahmen von akuten Infekten.

Doch Achtung – bei Fieber unklarer Ursache sollte unbedingt rasch geklärt werden, welcher Grund vorliegt und ob eine Therapie mit Antibiotika notwendig ist. Unter gewissen Umständen kann sich durch das Fieber eine drohende Sepsis (Blutvergiftung aufgrund von sich ausbreitender Infekte, z.B. aufgrund Lungenentzündung, Blasenentzündung) ankündigen. Diese bedarf einer Behandlung im Krankenhaus und ist ohne adäquate Behandlung oft tödlich.

Sollte das Fieber wie meist, eine ‚harmlosere' Ursache, wie zum Beispiel eine Grippe zugrunde liegen, kann das Schröpfen dazu eingesetzt werden, fiebersenkende Akupunkturpunkte zu aktivieren.

Dazu können folgende Maßnahmen hilfreich sein, um das Fieber zu behandeln:

- Reichlich trinken – kühlende Kräuter wie Pfefferminze und Salbeitees sind von Vorteil
- Kalte Wadenwickel
- Hitzestau durch zu dicke Decken, Sonne oder Badewanne vermeiden
- Fiebersenkende Medikamente wie Aspirin, Paracetamol, Metamizol oder Ibuprofen

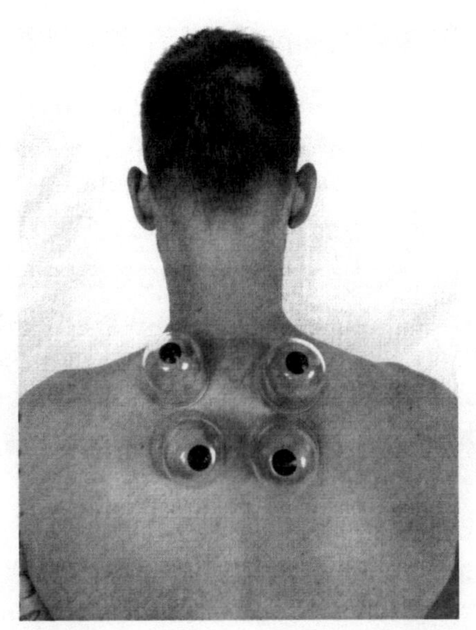

7.27 Übergewicht – Heißhunger

Die westlichen Industrieländer sind seit vielen Jahren von steigenden Zahlen übergewichtiger Erwachsenen und Kinder betroffen. Gründe hierfür gibt es viele: Fastfood, industriell gefertigte Lebensmittel mit einem Übermaß an Zucker und schlechten Fetten, Bewegungsmangel im Alltag, aber auch die Digitalisierung.

Wie sich die schlechte Ernährung auf unseren Körper auswirkt, ist weitgehend bekannt, jedoch werden regelmäßig neu entdeckte Auswirkungen dokumentiert und erforscht. So ist das Ergebnis jüngster Forschungen, dass sich unsere Ernährung direkt auf unser Gefühlleben, unsere Denkweise und damit unserem Verhalten auswirkt[33].

Zucker beispielsweise, hat im Gehirn einen ähnlich starken Suchtcharakter wie starke Drogen (Kokain, Heroin)[34]. Diese Sucht bewirkt unter anderem eine Veränderung unserer visuellen Wahrnehmung von Essen. Ein Plakat, auf dem Süßigkeiten oder etwas anderes Essbares abgebildet ist, bewirkt sehr viel stärkere Gelüste danach als bei Menschen, die sich völlig zuckerarm ernähren. Dieses Beispiel verdeutlicht, wie schwer es ist, sich den Tricks der Lebensmittelindustrie zu entziehen, welche uns immer dicker und dicker werden lässt. Wenn wir jedoch ein gesundes, selbstbestimmtes Leben führen wollen, ist es inzwischen, unabdingbar, sich aktiv mit dem Thema Ernährung auseinander zu setzen. Wie krank falsche Ernährung machen kann, verdeutlicht die lange Liste ernährungsabhängiger Erkrankungen: Herz-Kreislauferkrankungen, Krebserkrankungen, Autoimmunerkrankungen, Arthrose, Arthritis, entzündliche Darmerkrankungen, Depressionen uvm. Es gibt nahezu kein Krankheitsgeschehen, welches sich nicht positiv durch die geeignete Ernährung beeinflussen lässt. Umgekehrt gibt es nahezu keine Erkrankung, bei deren Entstehung die Ernährung keinen Einfluss hat.

---

[33] https://www.ernaehrungs-umschau.de/fileadmin/Ernaehrungs-Umschau/pdfs/pdf_2005/08_2005/EU08_304_308.pdf

[34] https://www.ncbi.nlm.nih.gov/pmc/articles/PMC2235907/

In der Traditionellen Chinesischen Medizin spielt der energetische Zustand der ‚Mitte' eine essentielle Rolle bei der Entstehung von Übergewicht und Heißhunger. Wenn die Mitte eines Menschen stabil ist, sind Heißhungerattacken nicht vorhanden und eine übermäßige Nahrungsaufnahme wird als unangenehm empfunden.

Eine Schwache Mitte ist gekennzeichnet durch:

- Schlechte Belastbarkeit
- Müdigkeit – speziell nach dem Essen
- Aufgedunsenes Gewebe – Wassereinlagerungen
- Kopfschmerzen – dumpfer, benebelter Charakter
- Heißhungerattacken
- Depressives, melancholisches Verhalten, Grübeln
- Anfälligkeit für Erkrankungen unterschiedlichster Art
- Verdauungsstörungen

Im Sinne der Chinesischen Medizin lässt sich die Mitte über folgende Maßnahmen stabilisieren:

- Verzicht auf Zucker, Lebensmittel mit süßem Geschmack, Weißmehl, Dinkel
- Verzicht auf Alkohol
- Verzicht auf fettes, gebratenes Essen
- Vorzugsweise Gemüse verzehren
- Bei Fleisch – helles bevorzugen – Huhn, Pute, Fisch
- Alltagsstress vermeiden
- Die geistige Verankerung im hier und jetzt, ohne geistige Verhaftungen und zu viele Gedanken an gestern und morgen.
- Kräuter welche das Verdauungssystem stärken – frischer Ingwer, Kümmel, Fenchel, Kamille, Süßholz, Angelikawurzel, Pomeranze, Kurkuma, Pfefferminze
- Vorzugsweise warm essen und trinken – keine kalten Lebensmittel direkt aus dem Kühlschrank
- Keine Tiefkühlkost
- Häufiger Reis statt Nudeln, Brot und andere Getreideprodukte.

Bei regelmäßigen Heißhungerattacken sollten reichlich Ballaststoffe verzehrt werden – Leinsamen, Flohsamen, Erdmandelflocken, Hafer,

Äpfel, Birnen. Zusätzlich können Bitterkräutertinkturen direkt während der Heißhungerattacke zugeführt, die Lust auf Süßes blockieren.[35]

Beim Schröpfen der Bauchpunkte wird die Mitte gestärkt und ein Übermaß an Feuchtigkeit entzogen.

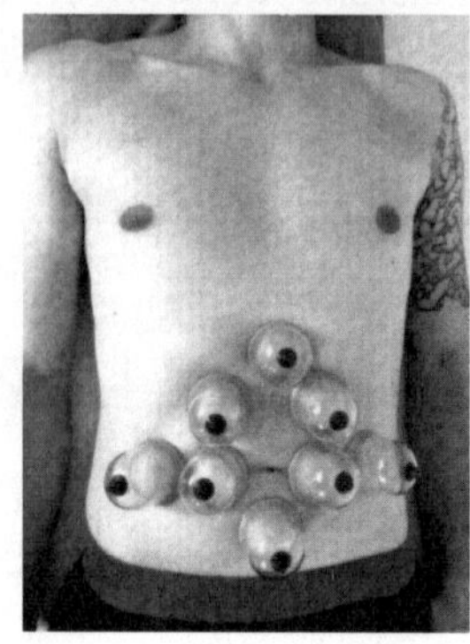

7.28 *Senkungsbeschwerden (chinesisch entsprechend Milz-Qi Schwäche – Wassereinlagerungen der Beine, Gebärmuttersenkung, Rektumprolaps, Verdauungsbeschwerden mit Durchfall)*

Die Diagnose der im vorherigen Kapitel beschriebenen Milz-Qi Schwäche wird hierzulande in der Praxis für Traditionelle Chinesische Medizin sehr häufig gestellt. Der Grund dafür findet sich in unserer meist ungesunden Ernährungsweise, der hektischen Lebensweise und der europäischen ‚Verkopftheit'.

Die Milz hat in der Vorstellung der Chinesischen Medizin die Funktion, die Organe an ihrem Platz zu halten. Das bedeutet, dass alle Störungen in diesem Kontext der Milz zugeordnet werden können. Dazu zählen Beschwerden wie: Wassereinlagerungen der Beine, Gebärmuttersenkung, Rektumprolaps, Durchfall aber auch die Neigung zu blauen Flecken (da hier das Blut nicht adäquat im Gefäßsystem gehalten werden kann).

Erfahrungsgemäß leiden Patienten zeitgleich ebenfalls an anderen Symptomen einer Milz-Qi Schwäche, diese sind vor allem: die Neigung

[35] http://www.akupunktur-patienten.de/fileadmin/akupunktur/akupunktur_zeitschrift/Akupunktur_4_2013.pdf

zum Grübeln, Neigung zu Übergewicht, Müdigkeit, das Gefühl der Benommenheit, Völlegefühl, Heißhunger auf Süßes, Blähungen.

Die Ernährung sollte natürlich entsprechend des Funktionskreises Milz/Magen angepasst werden. Ernährungsempfehlungen diesbezüglich finden Sie am Ende des Buches im Kapitel „Grundsätze der traditionellen chinesischen Medizin“.

Um das Milz Qi anzuheben und übermäßige Feuchtigkeit im Körper zu klären ist es möglich, die distalen Punkte des Milzmeridians zu Schröpfen. Es empfiehlt sich, den Meridian vor dem Schröpfen zum Körper hin zu massieren, um das Qi zu aktivieren.

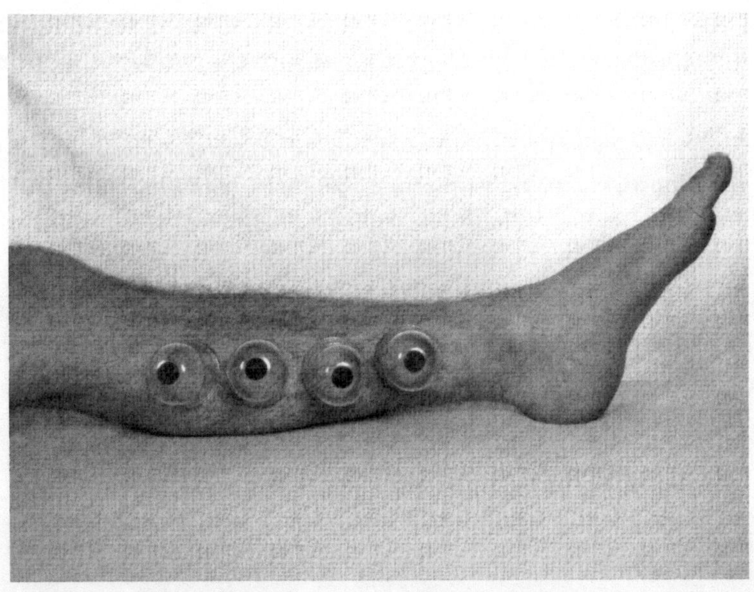

7.29 Kosmetische Behandlung (zur Straffung und Durchblutungsförderung des Bindegewebes)

Schröpfen kann dazu verwendet werden, das Bindegewebe und die Lymphe zu aktivieren, um Ungleichmäßigkeiten im Gewebe, wie Steifen und Dellen, positiv zu beeinflussen. Generell wird zu diesem Zweck das Vakuum eher geringgehalten. Möglich ist es auch, mit einem einzelnen Schröpfkopf und etwas Öl, eine Schröpfkopfmassage durchzuführen. Diese ist zu oben genanntem Zweck sehr beliebt. Es gibt inzwischen sogar kleine Schröpfköpfe aus Silikon, welche speziell für die kosmetische Anwendung im Gesicht konzipiert wurden. Diese können morgens und abends im Rahmen der täglichen Pflege benutzt werden, um die Haut vitaler und frischer strahlen zu lassen. Durch das Vakuum wird der Abtransport kleinster Gewebsödeme (Wasseransammlungen) im Gesicht gefördert, wodurch sich zum Beispiel Augenringe verringern können.

Die Schröpfköpfe können aber auch wie auf folgendem Bild aufgeführt, an bestimmten ‚Problemzonen' angebracht werden. Diese sollten optimalerweise im Vorfeld mit einem Bindegewebsroller oder einer Bindegewebsmassage behandelt werden.

Selbstverständlich sollte zur Behandlung von kosmetisch ‚unschönem' Bindegewebe auch auf die geeignete Ernährung und ausreichend Sport geachtet werden.

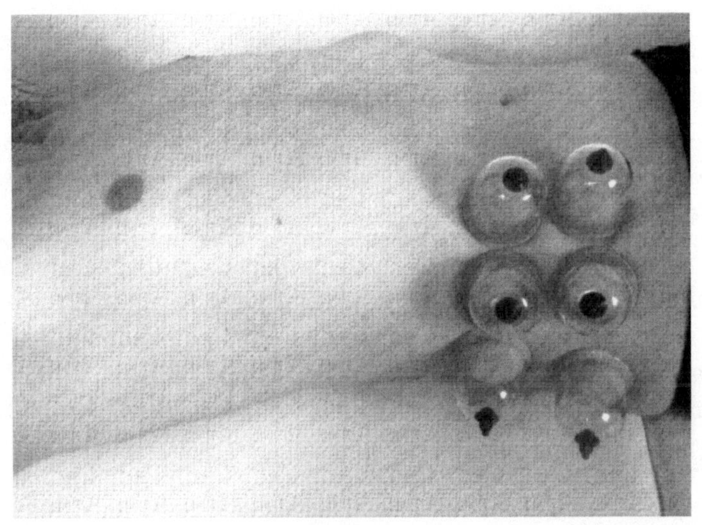

8. Schröpfkopfmassage

Die Schröpfkopfmassage ist ein beliebtes Verfahren bei Therapeuten, da sie den Patienten sanft entspannt und es möglich ist, größere Areale zu behandeln.

Gerade im Setting einer Ganzkörpermassage, kann die Schröpfkopfmassage dazu benutzt werden, schmerzhafte Areale zu behandeln oder die Zustimmungspunkte seitlich, entlang der Wirbelsäule, zu aktivieren. Diese wirken harmonisierend auf den Organismus, regulieren die Funktion der inneren Organe und sind im Sinne des Yin – Yang Ausgleiches nie kontraindiziert.

Die Schröpfmassage kann dazu verwendet werden, das Gewebe zu straffen und unliebsame kosmetische ‚Makel', wie Ungleichmäßigkeiten oder Dellen zu behandeln.

Der Rhythmus der Massage kann beliebig angepasst werden. Es ist möglich das Schröpfglas langsam hin und her zu bewegen, es kann aber auch schneller bewegt werden.

***Anleitung:** Um eine Schröpfkopfmassage durchzuführen, benötigen Sie ein Gleitmittel wie Massageöl oder eine fette Massagelotion. Davon sollte großzügig auf die zu behandelnde Hautpartie aufgetragen werden. Nehmen Sie nun ein Schröpfglas und bauen Sie einen leichten Druck auf. Bei einem Standardglas mit ca. 5 cm Durchmesser, wird mit der Handpumpe 1 x gezogen.*

Dann wird damit begonnen, das Schröpfglas langsam über den Muskel zu ziehen, dies bedarf etwas Übung, ist jedoch leicht zu erlernen. Das Glas sollte immer leicht in Bewegung bleiben. Achten Sie darauf, Regionen unter denen ein Knochen liegt (z.B. die Wirbelsäule), auszusparen. Die Reibung darüber könnte schmerzhaft sein.

Im Laufe der Massage fahren Sie ihre ‚Bahn' immer wieder auf und ab, das Ganze jeweils für drei bis vier Minuten. Es wird sich möglicherweise eine Hautrötung bilden, welche in diesem Rahmen völlig normal ist und nach einigen Stunden, bis Tagen verschwinden wird.

Im Anschluss an die Behandlung sollten die Partien mit den Händen ausgestrichen und nach Möglichkeit gewärmt (z.B. mit einer Rotlicht- oder TDP- Lampe) werden.

Mögliche Areale, die sehr gerne und häufig für die Schröpfkopfmassage genutzt werden sehen Sie hier:

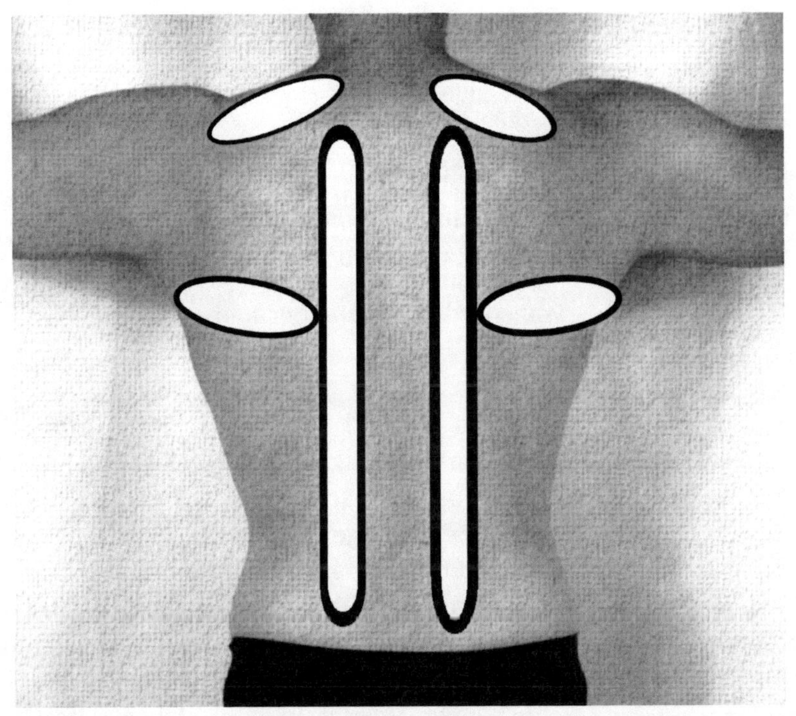

Weitere beliebte Regionen für eine Schröpfmassage sind die Oberschenkel und das Gesäß, jedoch können auch Beschwerden des Oberarmes und der Schulter darüber erreicht werden.

9. Kräuter und Ernährungsempfehlungen als Ergänzung zur Schröpftherapie

9.1 Rosenwurz (Rhodiola rosea)

„Wenn man die Ruhe nicht in sich selbst findet, ist es umsonst, sie anderswo zu suchen."

- Francois de La Rochefoucauld-

Der Rosenwurz (Rhodiola rosea) ist eine sehr robuste, widerstandsfähige Pflanze. Die Namensgebung hat er seinen Blüten zu verdanken, die besonders auffällig nach Rosen duften. Am besten gedeiht er unter widrigsten Bedingungen in den kalten Hochgebirgen von Russland, China und Osteuropa. Das ist sehr eindrücklich, da die Wirkung des Rosenwurz genau diese Eigenschaften beim Menschen fördert. Sie macht uns Menschen widerstandfähiger und stressresistenter in einer Umgebung, die uns sonst vermutlich krankmachen würde. In seiner Heimat wird er daher schon seit Jahrhunderten von den Bewohnern eingenommen, um unter den kraftzehrenden Einflüssen dennoch leistungsfähig zu bleiben. Verwendet werden in der Regel die Wurzel und das Rizom. Hier in Deutschland sind vorwiegend Kapseln mit Trockenextrakt erhältlich. In der Traditionellen Chinesischen Medizin wird oftmals auch Tee daraus gekocht. Obwohl sich beim Rosenwurz sehr schnell gute Ergebnisse zeigen, ist er als Arzneipflanze hierzulande noch recht unbekannt. Dies wird sich vermutlich in Zukunft ändern, denn auch unsere Umgebung hier wird immer kräftezehrender und verlangt nach Möglichkeiten, ohne inneren Stress leistungsfähig zu bleiben.

<u>Traditionelle Anwendung:</u>

- Müdigkeit
- Leistungsminderung
- Stresssyndrome

- Depressionen
- Ängstlichkeit
- Impotenz
- Stimmungsschwankungen
- Reizbarkeit
- Störungen des Biorhythmus z.B. bei Schichtarbeit, Jet lag
- Vegetativ bedingte Kreislaufstörungen

Nebenwirkungen:

Nebenwirkungen wurden bislang nur sehr selten beobachtet. Es wird empfohlen, die Arznei morgens oder mittags einzunehmen, da durch ihre „wach machende" Wirkung das Einschlafen gestört werden kann, wenn die Einnahme zu spät am Tag erfolgt. Sehr selten wurden Überempfindlichkeitsreaktionen beobachtet, wobei der Zusammenhang nicht erwiesen ist. In der Schwangerschaft und Stillzeit liegen noch keine Untersuchungen vor, sodass hier vom Gebrauch abgeraten wird. Gleiches gilt für Kinder.

Nicht auszuschließen ist, dass Rosenwurz mit chemischen Medikamenten interagiert. Es sind bislang zwar keine Wechselwirkungen beobachtet worden, jedoch sollte aus Sicherheitsgründen zumindest bei einer Einnahme von Psychopharmaka von Rosenwurz abgesehen werden. Ansonsten gilt es die Medikation mit dem Arzt abzusprechen.

Wissenschaftliche Erkenntnisse:

Der Rosenwurz wirkt einerseits adaptogen (erhöht die Stresstoleranz), anderseits wirkt er stimulierend (gibt mehr Energie). Er besitzt außerdem herzschützende, antioxidative, angstlösende und antidepressive Effekte. Zum Wirkmechanismus: er soll Einfluss auf die

Neurotransmitter im Gehirn haben und außerdem die Ausschüttung von Stresshormonen vermindern[36] [37].

Eine Studie mit 60 Patienten, die an einem Burn–out-Syndrom erkrankt waren, konnte eine deutliche Reduktion der Müdigkeitssymptome nachweisen. Die Patienten fühlten sich unter der Rhodiolatherapie außerdem konzentrierter und weniger depressiv[38].

Eine andere Studie mit ebenfalls knapp 60 Patienten, die unter Depressionen litten, konnte zeigen, dass die Einnahme von Rosenwurz durchaus ähnlich gute Effekte erzielt, wie die Therapie mit einem Antidepressivum aus der Gruppe der selektiven Serotonin-Wiederaufnahmehemmer. Jedoch mit dem Unterschied, dass Rosenwurz deutlich weniger Nebenwirkungen verursachte[39].

Da vielerlei psychische Erkrankungen und Ungleichgewichte mit Müdigkeit und einer reduzierten Stresstoleranz einhergehen, erscheint Rosenwurz hier als sinnvolle Arznei[40] [41]. Er lässt sich überall da einsetzen, wo noch keine starken Psychopharmaka indiziert sind, möglicherweise vermag er deren Konsum überflüssig zu machen, wenn er früh genug eingesetzt wird.

Da es nichts gibt, was gegen eine Anwendung über einen längeren Zeitraum spricht, eignet sich dieses Therapeutikum durchaus als

---

[36]2•Mao JJ et al., Rhodiola rosea versus sertraline for major depressive disorder: A randomized placebo-controlled trial.

[37]Kelly G.S. Rhodiola rosea: a possible plant adaptogen. Altern Med Rev, 2001, 6(3), 293-302

[38]Darbinyan V., Aslanyan G., Amroyan E., Gabrielyan E., Malmström C., Panossian A. Clinical trial of Rhodiola rosea L. extract SHR-5 in the treatment of mild to moderate depression. Nord J Psychiatry, 2007, 61(5), 343-8

[39]Aslanyan G., Amroyan E., Gabrielyan E., Nylander M., Wikman G., Panossian A. Double-blind, placebo-controlled, randomised study of single dose effects of ADAPT-232 on cognitive functions. Phytomedicine, 2010, 17(7), 494-9

[40]Ishaque S., Shamseer L., Bukutu C., Vohra S. Rhodiola rosea for physical and mental fatigue: a systematic review. BMC Complement Altern Med, 2012, 29, 12, 70

[41]1Olsson E.M., von Schéele B., Panossian A.G. A randomised, double-blind, placebo-controlled, parallel-group study of the standardised extract shr-5 of the roots of Rhodiola rosea in the treatment of subjects with stress-related fatigue. Planta Med, 2009, 75(2), 105-12

starker, schützender Begleiter in einem stressigen Arbeitsumfeld oder anderen belastenden Lebensbereichen.

9.2 Passionsblume (Passiflora)

„Die Phantasie der Angst ist jener böser, äffische Kobold, der dem Menschen gerade dann noch auf den Rücken springt, wenn er schon am schwersten zu tragen hat."

Friedrich Wilhelm Nietzsche

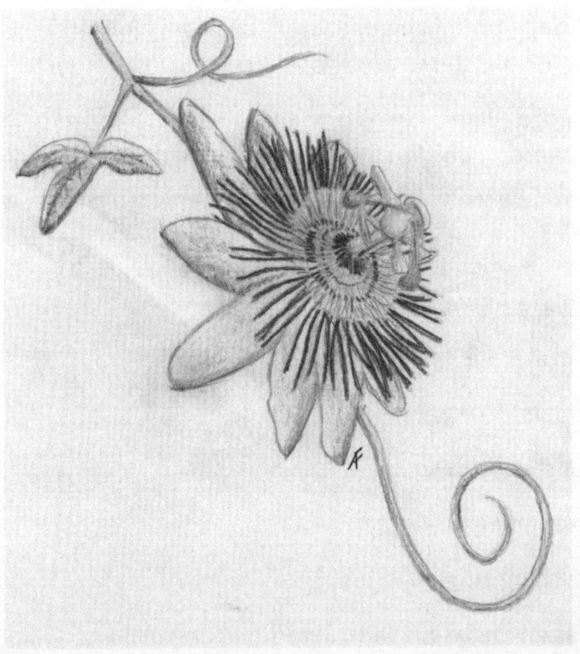

Die Passionsblume wird nicht zu Unrecht als einer der potentesten Angstlöser in der Naturheilkunde bezeichnet. Die meisten Passionsblumenarten stammen vom amerikanischen Kontinent, allerdings ließen sich auch einige Arten in Australien finden. Die Passionsblume hat eine lange und beachtliche Heilpflanzengeschichte.

Schon die Christen erkannten sie als besondere, herausragende Pflanze. In ihrem Aussehen sollte sich die Passion Christi wiederspiegeln. Sie deuteten die zehn Blütenblätter als die 10 Apostel, wobei Judas und Petrus kein Blatt zugeordnet wurde. Die kleine Krone sollte die Dornenkrone von Jesus symbolisieren. Die drei Blütennarben wurden mit den Nägeln verglichen, mit denen Jesus ans Kreuz genagelt wurde. Diese Assoziationen führten auch zu der Namensgebung der Passionsblume, die übersetzt etwas mit „Leiden" zu tun hat (lateinisch „passio" = leiden).

Sie ist nicht nur schön anzusehen, sondern blüht auch hier zulande in fast jedem Garten. In der traditionellen Medizin wird sie zur Behandlung unterschiedlichster Leiden eingesetzt. Wie bereits erwähnt, ist die starke angstlösende Wirkung hervorzuheben.

Die Pflanze kann in Form von Tees, Kapseln oder Dragees eingenommen werden. Verarbeitet werden dabei die Blätter und Stängel der Passionsblumenart *„Passiflora incarnata"*.

Traditionelle Anwendung:

- Unruhe
- Schlafstörungen
- Angststörungen
- Reizbarkeit
- Verspannungen
- Magen-Darm-Erkrankungen
- Herzbeschwerden
- Leichte Depressionen
- Epilepsie

Nebenwirkungen:

- Bisher sind keine Nebenwirkungen bekannt.
- Von einer Einnahme während der Schwangerschaft wird abgeraten, da es noch keine ausreichenden Untersuchungen bei Schwangeren gibt.

Wissenschaftliche Erkenntnisse:

Die Passionsblume gilt als wissenschaftlich gut erforscht. Auf dem deutschen Markt finden sich einige Fertigarzneimittel mit Trockenextrakt zur Selbstmedikation.

Die klinischen Studien der letzten Jahre liefern vielversprechende Ergebnisse:

- Die Wirkung auf leichte Formen der generalisierten Angststörung war vergleichbar mit der eines synthetischen Medikamentes welches häufig verordnet wird[42].
- Es wurden positive Effekte bei Kindern mit ADHS gezeigt[43].
- Die Angst vor Operationen konnte deutlich vermindert werden[44] [45].
- Es wurde eine positive Wirkung in der Behandlung von Suchterkrankungen (Opiate) beobachtet[46].

Die Einnahme von Passionblumenextrakt hat einen positiven Einfluss auf den Stoffwechsel des Neurotransmitters Gamma-Aminobuttersäure (GABA). GABA ist einer der wichtigsten

---

[42]Akhondzadeh S, Naghavi HR, Vazirian M et al. Passionflower in the treatment of generalized anxiety: a pilot double- blind randomized controlled trial with oxazepam. J Clin Pharm Ther 2001;26: 363-367

[43]Akhondzadeh S, Mohammadi MR, Momeni F. Passiflora incarnate in the treatment of attention-deficit hyperactivity disorder in children and adolescents. Therapy 2005; 2: 609-614

[44]Aslanargun P, Cuvas O, Dikmen B et al. Passiflora incarnate Linneaus as an anxiolytic before spinal anesthesia. J.Anesth 2012 ;26:39-44

[45]Movafegh A, Alazadeh R, Hajimohamadi Fet al. Preoperative oral Passiflora incarnate reduces anxiety in ambulatory surgery patients : a double-blind, placebo-controlled study . Anesth Analg 2008; 106: 1728-1730

[46]Akhondzadeh S, Kashani L, Mobaseri M et al. Passionflower in the treatment of opiates withdrawal: a double-blind randomized controlled trial. J. Clin Pharm Ther 2001; 26 :369-373

Neurotransmitter im Gehirn, er vermittelt Informationen zwischen den einzelnen Nervenzellen. Niedrige GABA- Spiegel im Gehirn werden mit Depressionen, Ängsten, Schlaflosigkeit und nervöser Unruhe in Verbindung gebracht. GABA ist an vielen Verhaltensmechanismen und natürlichen Abläufen im Körper beteiligt, darunter das Ernährungsverhalten, Schlafverhalten, Sexualität, Regulation der Herztätigkeit, Regulation der Körpertemperatur und die Stimmung. Dieser Einfluss erklärt auch die traditionellen Anwendungsgebiete. Moderne Schlafmittel und Antidepressiva (Barbiturate, Benzodiazepine) greifen an den sogenannten $GABA^{A}$- Rezeptoren. Das bedeutet, dass GABA einer der wichtigsten Angriffspunkte in der Behandlung von Ängsten, Schlafstörungen und Depressionen ist[47].

Es besteht im Gegensatz zu manchen Medikamenten kein Abhängigkeitspotenzial. Die Tageshöchstdosis beträgt etwa 1300mg. Einige Hersteller verwenden 425mg pro Einzeldosis, hier sollten 3x 425mg am Tag nicht überschritten werden. Bei den genannten Symptomen sollte die Passionsblume immer erstes Mittel der Wahl sein, bevor chemische Schlafmittel und Angstlöser zum Einsatz kommen.

Angstgefühle, Unruhe und Schlafstörungen sind oft eine Folge von beruflicher und persönlicher Überforderung. Gerade in der heutigen Zeit, bei diesen vermeintlich „modernen Leiden“ rückt die Namensbedeutung der Passionsblume (lat. passio = leiden) in ein ganz neues Licht.

9.3 Melisse (Melissa officinalis)

„Der körperliche Zustand hängt sehr viel von der Seele ab. Man suche sich vor allem zu erheitern und von allen Seiten zu beruhigen.“

- Wilhelm von Humboldt-

[47]https://www.thieme-connect.com/products/ejournals/html/10.1055/s-0034-1371745

Die Melisse ist hierzulande eine sehr bekannte, alte Heilpflanze. Sie wächst in vielen deutschen Gärten im Kräuterbeet heran und wartet darauf, verzehrt zu werden. Schon die Ärzte Paracelsus und Theophrastos erkannten ihr großes Heilpotenzial und so war sie unter anderem unter dem Namen „Herztrost" bekannt. Im Mittelalter galt die Melisse als eine Art Allheilmittel. Sie sei im Stande, das Herz zu trösten und Traurigkeit fort zu pusten. Vorwiegend wurde sie gegen Herzbeschwerden, Frauenkrankheiten und Melancholie eingesetzt.

Möglicherweise ist nicht nur ihre Wirkung ursächlich für die Namensgebung, denn ihre Blattform erinnert tatsächlich an ein menschliches Herz. Der spätere Name der Melisse wurzelt in der griechischen Mythologie. Dort gab es die Nymphe Melissa, die der Sage nach den Menschen die Gewinnung, Bereitung und Verwendung von Honig gelehrt hatte. Ihrem Wissen sei es zu verdanken, dass man die Melisse als Bienenweide anzubauen begann, um den Honig schmackhaft zu machen und seinen Ertrag zu steigern.

Die Melissenblätter sind als Tee, Dragees, Tabletten, Frischpflanzenpresssaft, Salben oder frisch im Kräuterregal erhältlich.

<u>Traditionelle Anwendung:</u>

- Einschlafstörungen
- Nervöse Unruhe
- Blähungen
- Durchfall
- Übelkeit
- Völlegefühl
- Verstopfung
- Herpes-Simplex Infektionen
- Herzbeschwerden, speziell Herzrasen
- Melancholie

- Menstruationsbeschwerden

Nebenwirkungen:
Bisher sind keine Nebenwirkungen beobachtet worden.

Schwangeren, Stillenden und Kindern unter 12 Jahren wird eine Langzeitanwendung nicht empfohlen, da es hier noch keine Untersuchungen zur Unbedenklichkeit gibt.

Wissenschaftliche Erkenntnisse:
Die Melisse ist wissenschaftlich gut erforscht, allerdings ist ihr gesamtes Heilpotenzial sicherlich noch nicht komplett entschlüsselt. Möglicherweise ist ihr Einsatz noch bei weiteren Erkrankungen sinnvoll.

- Bei Patienten mit gutartig bedingtem Herzrasen verbunden mit Angstgefühlen und Einschlafstörungen, konnte die Häufigkeit der Anfälle mit 2x 500mg Melissenextrakt täglich um ein Drittel gesenkt werden[48]. Üblicherweise werden hier Betablocker und Angstlöser eingesetzt. Die Melisse könnte in Verbindung mit Entspannungsverfahren und Akupunktur eine gute Alternative zur bisherigen Behandlung sein. Die Behandlung sollte mit einem Arzt abgesprochen werden, da Herzrasen vielerlei Ursachen haben kann. Gefährliche Rhythmusstörungen müssen unbedingt ausgeschlossen werden.

- Eine weitere Studie untersuchte die Auswirkungen einer sogenannten Aromatherapie (Arbeit mit dem Duft der Zitronenmelisse) auf Patienten mit einer Alzheimer Demenz. Solche Patienten leiden oft an Unruhe aufgrund ihrer Verwirrung. Die Betroffenen hatten wieder mehr Lebensqualität und waren weniger unruhig. 60% der Patienten erreichten eine 30 prozentige Abnahme ihrer Unruhe. Gemessen wurde das mit Hilfe des CMAI Index[49]. Nebenwirkungen gab es keine.

---

[48]Alijaniha F, Naseri M, Afsharypuor S, Fallahi F, Noorbala A, Mosaddegh M, Faghihzadeh S, Sadrai S. Heart palpitation relief with Melissa officinalis leaf extract: double blind, randomized, placebo controlled trial of efficacy and safety. J Ethnopharmacol 2015, epub ahead of print. http://dx.doi.org/10.1016/j.jep.2015.02.007
[49]Ballard CG, O'Brien JT, Reichelt K, Perry EK. Aromatherapy as a safe and effective treatment for the management of agitation in severe dementia: the results of a double-blind, placebo-controlled trial with Melissa. J Clin Psychiatry. 2002 Jul;63(7):553-8.

- In einer kleinen Studie mit 21 Patienten konnte bei Patienten mit einer Alzheimer Demenz, die über einen längeren Zeitraum eine Tinktur aus Zitronenmelisse einnahmen, eine Verbesserung der Gehirnleistung und eine Abnahme der Unruhezuständen beobachtet werden [50].

- Eine weitere Studie beschäftigte sich mit dem Einfluss von 300-600 mg Zitronenmelisse auf die allgemeine Stressreaktion bei jungen Erwachsenen. Hier lässt sich hervorheben, dass die schlechte Stimmung, die durch Stress entsteht, deutlich vermindert wurde. Die Probanden fühlten sich allgemein ruhiger und weniger in Alarmbereitschaft.[51]

Melisse scheint das sogenannte vegetative Nervensystem zu beruhigen und zu entspannen. Dadurch verringern sich die körperlichen Begleiterscheinungen von Stress. Dies entspannt wiederrum den Geist, denn mit einem schnellen Herzschlag kann kaum ein Mensch richtig zur Ruhe kommen. Ein Wohl auf den „Herztrost".

---

[50]Akhondzadeh S, Noroozian M, Mohammadi M, Ohadinia S, Jamshidi AH, Khani M. Melissa officinalis extract in the treatment of patients with mild to moderate Alzheimer's disease: a double blind, randomised, placebo controlled trial. J Neurol Neurosurg Psychiatry. 2003 Jul;74(7):863-6.

[51]Kennedy DO, Little W, Scholey AB. Attenuation of laboratory-induced stress in humans after acute administration of Melissa officinalis (Lemon Balm). Psychosom Med. 2004 Jul-Aug;66(4):607-13.

9.4 Baldrian (Valeriana officinalis)

„Der Schlaf ist für den ganzen Menschen, was das Aufziehen für die Uhr."

Arthur Schopenhauer

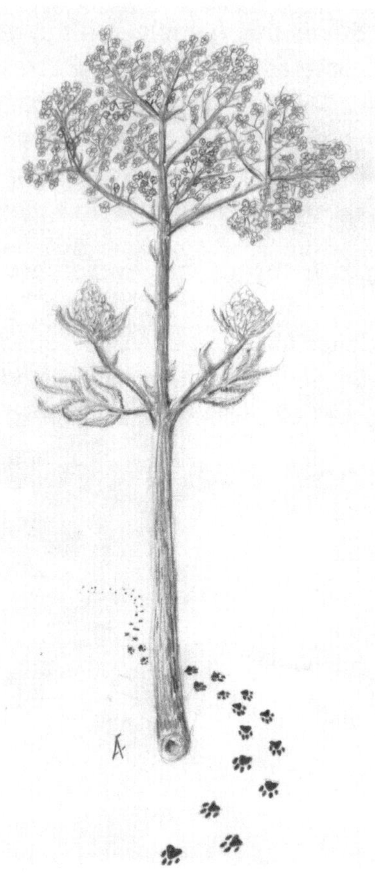

Der Baldrian hat eine enorm weite Verbreitung hinter sich und wächst inzwischen in so gut wie allen gemäßigten Klimazonen. In Deutschland findet man ihn oft wild an Wald- und Wegrändern.

Seine medizinische Verwendung blickt auf mehrere hundert Jahre zurück und so finden wir ihn schon in frühen Aufzeichnungen der

Medizingeschichte. Seinen fast schon poetisch klingenden Namen hat er dem nordischen Lichtgott Balder (Baldur), Sohn des Odins, zu verdanken. Der lateinische Name Valeriana leitet sich von valere ab, was so viel bedeutet wie kräftig und gesund sein.

Die Wurzeln des Baldrians riechen sehr streng und durchdringend. Diesen besonderen Geruch mögen eigenartigerweise besonders Katzen, Menschen eher nicht. Durch seine besondere Duftnote kam der Baldrian wahrscheinlich auch zu seinem volkstümlichen Namen „Stinkwurz". Die hochwirksamen Inhaltsstoffe, die sich Mediziner seit der Antike zu Nutze machen, liegen ebenfalls in den Wurzeln.

Im Mittelalter galt Baldrian als eine Art Allheilmittel, er wurde traditionell bei fast allen körperlichen Leiden eingesetzt, die ihren Ursprung in der Seele hatten.

Von der Pflanze wird in der Regel die Wurzel verarbeitet und therapeutisch eingesetzt. Baldrian ist als Tee, Kapseln/ Dragees aus Trockenextrakt und Tinktur erhältlich.

Traditionelle Anwendung:

- Unruhe, Nervosität
- Einschlaf- und Durchschlafstörungen
- Angst
- Reizmagen
- Magenschleimhautentzündung
- Depressionen, wenn diese mit Schlafstörungen einhergehen

Nebenwirkungen:

Nach aktuellem Stand der Wissenschaft ist eine Anwendung von Baldrian über vier bis sechs Wochen sicher, für die Langzeitanwendung fehlen bislang noch Studien. Allerdings scheint die Langzeitanwendung weniger schädlich zu sein, als eine Langzeitanwendung mit synthetischen Mitteln. Baldrian kann in seltenen Fällen sehr leichte Nebenwirkungen wie Kopfschmerzen, Magen- und Darmstörungen und Müdigkeit auslösen. Bei gleichzeitiger Einnahme von anderen

Schlafmitteln oder Psychopharmaka sollte die Einnahme mit einem Arzt oder Apotheker besprochen werden.

Wissenschaftliche Erkenntnisse:

Die wissenschaftliche Datenlage zu Baldrian ist sehr gut, wegen seiner hohen Wirksamkeit, wurden immer wieder Studien durchgeführt um den Wirkmechanismus genau zu entschlüsseln.

Im Gehirn wirken einige Stoffe schlaffördert. Einer davon ist die g-Aminobuttersäure (kurz GABA). Über diesen Rezeptor entfalten auch andere Arzneimittel ihre Wirkung, wie zum Beispiel eines der bekanntesten Beruhigungsmittel, das Valium. Baldrian selbst enthält ebenfalls GABA, bisher ging man davon aus, dass alleine deshalb der Baldrian schlaffördert wirkt.

Eine andere Substanz, die für das Einschlafen zuständig ist, nennt sich Adenosin. Ist das Gehirn sehr aktiv, akkumuliert Adenosin, wirkt stark sedierend und schützt so das Gehirn vor Überlastung. In diesen Regelkreis greift Baldrian ein und erleichtert so das Einschlafen.

Eine Studie verglich die Wirkung von Baldrian mit der eines synthetischen Schlafmittels. Nach 6 Behandlungswochen erwies sich der Baldrian als ebenso wirksam.[52]

Eine Studie bei gesunden Probanden ohne Schlafprobleme, die subjektive und auch objektive Prüfparameter einsetzte, zeigte ebenfalls eine Verbesserung der subjektiven Empfindung, allerdings veränderten sich die objektiven Parameter nicht.[53]

Die pharmazeutische Zeitung berichtet von einer Studie bei der 48 Patienten zunächst 200 mg Coffein erhielten. Dieses bindet sich zunächst an die Adenosin- 1 Rezeptoren, bewirkt dort nichts, sondern blockiert sie einfach. Die Folge davon ist, dass wir uns nach einem Kaffee wach und aufmerksam fühlen. Etwa eine halbe Stunde nach

---

[52]Ziegler G, Ploch M, Miettinen-Baumann A, Collet W. Efficacy and tolerability of valerian extract LI 156 compared with oxazepam in the treatment of non-organic insomnia--a randomized, double-blind, comparative clinical study. Eur J Med Res 2002; 7: 480–6.

[53]Balderer G, Borbely AA. Effect of valerian on human sleep. Psychopharmacology (Berl) 1985; 87: 406–9.

dem Kaffeegenuss zeigen sich schon Veränderungen in der Hirnstrommessung (EEG). Die a- Wellen, die Entspannung signalisieren, gehen zurück und stattdessen zeigen sich b- Wellen, die sich bei Nervosität finden. Die Probanden, die anschließend zwei bis sechs Tabletten Baldrian einnahmen, zeigten einen dosisabhängigen Rückgang der Coffeinwirkung. Im EEG zeigten sich wieder entspannte a-Wellen.[54]

Laut aktuellem, wissenschaftlichen Stand geht man davon aus, dass Baldrian in der Anwendung etwa zwei Wochen braucht, bis er sein vollständiges Wirkpotenzial entfaltet, dabei sollte die Dosierung mindestens 600 mg betragen. Bei leichten Schlafstörungen ist er wegen seiner geringen Nebenwirkungen, herkömmlichen Schlafmitteln überlegen. Es besteht im Gegensatz zu chemischen Medikamenten keine Suchtgefahr, daher sollte bei Schlafstörungen Baldrian immer erstes Mittel der Wahl sein.

9.5 Ginseng (Panax Ginseng)

„Es kommt nicht darauf an, dem Leben mehr Jahre zu geben, sondern den Jahren mehr Leben zu geben."

- Alexis Carrel-

[54]http://www.pharmazeutische-zeitung.de/index.php?id=26348

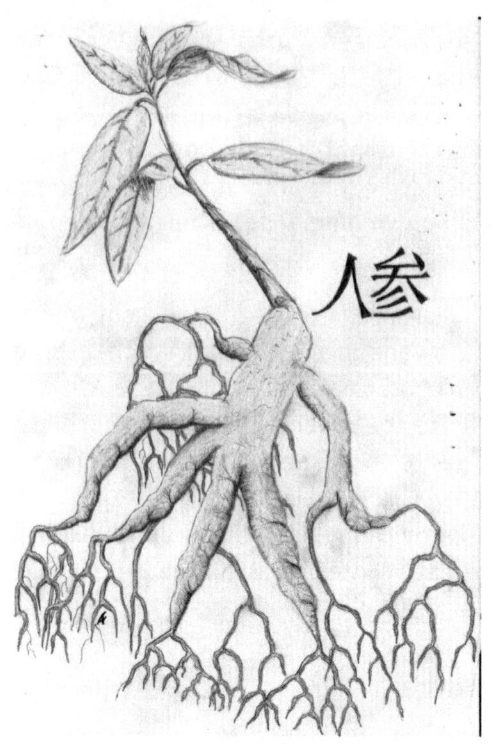

Die Ginsengwurzel gilt als eines der ältesten Heilmittel im asiatischen Raum. Beheimatet ist Ginseng hauptsächlich in China, Korea und Sibirien. Dort wird er schon seit Jahrtausenden als Tonikum zur Stärkung von Kranken eingesetzt.

In Asien ist die Ginsengwurzel ein Symbol für Kraft, Stärke und langes Leben. Zeitweise war der medizinische Ginseng in diesen Regionen sogar mehr wert als Gold. In der traditionellen chinesischen Medizin werden ihm vielerlei Heilwirkungen zugesprochen. Die Einnahme von Ginseng soll speziell die sogenannte Yin-Energie stärken, die im Alter und bei schwerer Krankheit sehr schnell aufgebraucht wird. Viele Ärzte verschreiben deswegen gerade betagteren Patienten regelmäßige Kuren. Meist werden drei Monatskuren verordnet. Seit dem 20. Jahrhundert ist der Ginseng auch hierzulande als Kräutermedizin anerkannt und kommt regelmäßig zum Einsatz.

Wie schon erwähnt wird zur Therapie in der Regel die Wurzel des Ginsengs eingesetzt. Unterschieden werden außerdem einige Ginseng Arten, wie den asiatischen und den nordamerikanischen Ginseng. Diese unterscheiden sich hauptsächlich in ihrem Gehalt von Ginsenosiden, die für die Wirksamkeit der Arznei verantwortlich sind. Der koreanische Ginseng besitzt die meisten Ginsenoside und wirkt sich positiv auf Stoffwechsel, Nervensystem und Hormone aus.

Traditionelle Anwendung:

- Diabetes mellitus
- Lebererkrankungen
- Bluthochdruck
- Immunschwäche
- Müdigkeit/ Abgeschlagenheit
- Stress
- Verkalkung der Blutgefäße
- Wechseljahresbeschwerden
- Konzentrationsstörungen
- Altersdepressionen

Nebenwirkungen:

Das Nebenwirkungsprofil gilt als gering. In den Aufzeichnungen der Chinesischen Medizin sind Nebenwirkungen nicht erwähnt, was allerdings nicht ausschließt, dass es welche geben kann. Es wird empfohlen Ginseng-Präparate morgens einzunehmen, da der Stoffwechsel aktiviert wird und es abends dadurch zu Einschlafstörungen kommen kann. Es wurde vereinzelt von Empfindlichkeitsreaktionen des Magen-Darm-Traktes berichtet (Übelkeit, Durchfall), als auch von leichteren Blutdruckerhöhungen. Ginseng verdünnt das Blut in geringem Maße und sollte daher einige Tage vor einer Operation abgesetzt werden. Schwangere und Stillende Frauen sollten keinen Ginseng einnehmen. Ginseng besitzt sehr positive Eigenschaften in Bezug auf den Blutzucker, die Immunregulation, die Hormone und die Blutgerinnung. Aus diesem Grund sollte bei der Einnahme von Medikamenten, die diese Systeme beeinflussen, Rücksprache mit dem Arzt oder Apotheker erfolgen.

Wissenschaftliche Erkenntnisse:

Eine große Übersichtsarbeit hat 65 Studien zu Ginseng ausgewertet und kam zu dem Schluss, dass Ginseng eine sehr positive Wirkung in der Therapie und Prävention von Diabetes hat. Es wurde außerdem die Immunstärkende Wirkung von den Autoren hervorgehoben.[55]

Weitere Studien zeigten, dass sich die Einnahme von Ginseng positiv auf die Entstehung von Folgeschäden beim Diabetes mellitus auswirkt. Demnach sei Ginseng in der Lage die Schädigung die an Nieren, Augen und Herzen entstehen signifikant zu beeinflussen.[56] [57]

Die Studienlage zur Verbesserung von Gedächtnis- und Leistungsfähigkeit ist bislang noch nicht ganz eindeutig. Die traditionellen Beobachtungen scheinen diese Eigenschaften allerdings zu bestätigen.

Ginseng scheint, trotz fehlender Studien, geeignet bei den oben genannten traditionellen Anwendungsgebieten. Möglicherweise lassen sich einige Effekte durch den großen Einfluss auf die Zellen des Immunsystems erklären. Bei leichten depressiven Syndromen, die oft mit Müdigkeit und Antriebslosigkeit einhergehen, kann Ginseng helfen, die Vitalität wiederherzustellen, um dem Betroffenen wieder neue Energie zu schenken.

---

[55] Shergis JL, Zhang AL, Zhou W, Xue CC. Panax ginseng in Randomised Controlled Trials: A Systematic Review. Phytother Res. 2012 Sep 12.

[56] Sen S, Chen S, Wu Y, Feng B, Lui EK, Chakrabarti S. Preventive effects of North American Ginseng (Panax quinquefolius) on Diabetic Retinopathy and Cardiomyopathy. Phytother Res. 2012 May 8. [Epub ahead of print]

[57] Sen S, Chen S, Feng B, Wu Y, Lui E, Chakrabarti S. Preventive effects of North American ginseng (Panax quinquefolium) on diabetic nephropathy. Phytomedicine. 2012 Apr 15;19(6):494-505. Epub 2012 Feb 10.

9.6 Sibirische Rhabarberwurzel (Rheum rhaponticum)

„Ich glaube, wenn Frauen sich ungehemmter in Schmähungen ergehen würden, wären sie zehnmal gesünder als sie's jetzt sind. Mir scheint, sie kranken an unterdrückten Gefühlen."

-Elizabeth Cady Stanton-

Die sibirische Rhabarberwurzel ist hauptsächlich als Frauenarznei bekannt. Sie gehört zur Familie der Rhabarbergewächse, hat geschmacklich allerdings nichts mit dem Gemüserhabarber zu tun. In der Medizin findet ihre Wurzel in der Gynäkologie Verwendung. Diese wird schon seit langer Zeit zur Behandlung von Wechseljahresbeschwerden eingesetzt. Ich möchte diese Heilpflanze hier erwähnen, da es in der Behandlung von Ungleichgewichten während der Wechseljahre als sinnvoller erscheint, in den gestörten Hormonhaushalt einzugreifen, als die Symptome auf andere Art zu lindern. Werden seelische Beschwerden durch körperliche Mechanismen ausgelöst, so sollte es immer oberstes Ziel sein, die gestörte Organfunktion wiederherzustellen, bzw. zu unterstützen.

Die Wechseljahre können bei Frauen bereits ab dem 40. Lebensjahr einsetzen. Die Symptome können unterschiedlich ausgeprägt sein. Es gibt Frauen, welche die Hormonveränderung nur geringfügig wahrnehmen und es gibt Frauen, deren Lebensqualität durch den Östrogenmangel massiv beeinträchtigt wird. In der konventionellen Medizin werden zur Behandlung Hormonersatzpräparate eingesetzt, diese werden allerdings nicht immer gut vertragen und bergen nicht unerhebliche Risiken (erhöhtes Risiko für Brustkrebs und Thromboembolien[58]). Eine gute, verträgliche Alternative bietet der sibirische Rhabarber.

<u>Traditionelle Anwendung:</u>

- Hitzewallungen

---

[58] https://www.netdoktor.de/wechseljahre/hormonersatztherapie/

- Stimmungsschwankungen
- Depressive Symptome während der Menopause
- Sexualprobleme
- Trockenheit der Scheide
- Muskel- und Gelenkbeschwerden
- Reizblase, Harnwegsbeschwerden
- Ängstlichkeit
- Funktionelle Herzbeschwerden
- Schlafstörungen
- Erschöpfung

Nebenwirkungen:

Nebenwirkungen sind äußerst selten. Wie bei allen Arzneimitteln sind allergische Reaktionen möglich. Sehr selten wurden Hautrötungen und Juckreiz gemeldet. Bislang wurden noch keine Wechselwirkungen zu anderen Medikamenten beobachtet.

Sollten Sie Schwanger sein oder eine Schwangerschaft vermuten, sollten Sie von der Einnahme absehen, ebenso in der Stillzeit.

Phytoöstrogene sollen nicht eingenommen werden, wenn ein östrogenabhängiger Tumor vorliegt oder ungeklärte genitale Blutungen bestehen.

Wissenschaftliche Erkenntnisse:

Die Rhabarberwurzel enthält sogenannte Phytoöstrogene, die beim Menschen östrogenartige Wirkungen zeigen. Die Inhaltsstoffe binden sich im Körper an Östrogenrezeptoren, durch dessen Aktivierung Wechseljahresbeschwerden gebessert werden. Im Gegensatz zu synthetischen Hormonersatzmittel bindet sich die Rhabarberwurzel nur an die Beta-Rezeptoren. Klassische Medikamente binden sich sowohl an Alpha- als auch an Beta-Rezeptoren. Man geht davon aus, dass die Blockierung der Alpha-Rezeptoren die ungewünschten Nebenwirkungen verursacht.

Eine Studie, die 109 Frauen miteinschloss, kam zu dem Ergebnis, dass sich Wechseljahresbeschwerden während einer 12-wöchigen Einnahme von sibirischer Rhabarberwurzel signifikant verbessern lassen. In der Studie wurden sämtliche Wechseljahresbeschwerden (Hitzewallungen, Schlafstörungen, Ängstlichkeit, Erschöpfung, Sexualprobleme, Scheidentrockenheit, depressive Verstimmung, Reizbarkeit) berücksichtigt[59].

Eine weitere Studie beschreibt insbesondere eine positive Wirkung auf psychische Ungleichgewichte während der Menopause. Hier wurde die Verbesserung von Symptomen wie Ängstlichkeit, Schlafstörungen und depressiven Verstimmungen besonders genau beobachtet. Die Frauen beschrieben zudem eine allgemeine Besserung des Wohlbefindens[60].

Eine weitere Untersuchung beschäftigte sich mit der Langzeitverträglichkeit von Rhabarberwurzel. Hier erhielten die Probandinnen den Pflanzenextrakt über 48 Wochen. Dadurch konnte gezeigt werden, dass die Therapie auch über so einen langen Zeitraum wirksam ist und dass die Weiterbehandlung zu einer weiteren Abnahme der Hitzewallungen beitragen kann.[61]

Die pharmazeutische Zeitung beschreibt eine Studie, der zufolge Rhabarberwurzel vergleichbar gut wirkte, wie eine niedrig dosierte Hormonersatztherapie.[62]

---

[59]Heger M, Ventskovskiy BM, Borzenko I, Kneis KC, Rettenberger R, Kaszkin-Bettag M, Heger PW. Efficacy and safety of a special extract of Rheum rhaponticum (ERr 731) in perimenopausal women with climacteric complaints: a 12-week randomized, double-blind, placebo-controlled trial. Menopause. 2006 Sep-Oct;13(5):744-59. Erratum in: Menopause. 2007 Mar-Apr;14(2):339

[60]Kaszkin-Bettag M, Ventskovskiy BM, Kravchenko A, Rettenberger R, Richardson A, Heger PW, Heger M. The special extract ERr 731 of the roots of Rheum rhaponticum decreases anxiety and improves health state and general well-being in perimenopausal women. Menopause. 2007 Mar-Apr;14(2):270-83.

[61]Hasper I, Ventskovskiy BM, Rettenberger R, Heger PW, Riley DS, Kaszkin-Bettag M. Long-term efficacy and safety of the special extract ERr 731 of Rheum rhaponticum in perimenopausal women with menopausal symptoms. Menopause. 2009 Jan-Feb;16(1):117-31.

[62]http://ptaforum.pharmazeutische-zeitung.de/index.php?id=5391

In der Regel werden Präparate mit sibirischer Rhabarberwurzel einmal am Tag eingenommen. Es dauert normalerweise zwei bis vier Wochen bis zum vollständigen Wirkeintritt.

9.7 Lavendel (Lavandula angustifolia)

"Ich sehne mich danach in einem Haus zu wohnen, wo die Blätter von Lavendel duften."

-Izaak Walton-

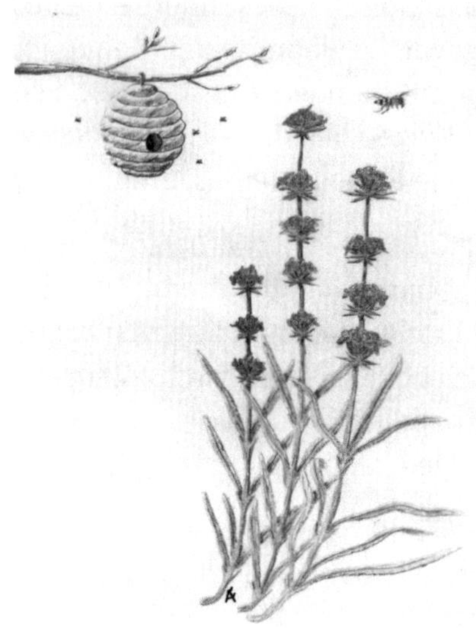

Wer kennt den Lavendel nicht, dieses wunderbar duftende Kraut, welches Lila aus dem Blumenbeet herausschimmert. Der Name ‚Lavendel´ stammt vom lateinischen Wort ‚lavare‘ ab, was so viel bedeutet wie ‚waschen‘. Diese Wortherkunft rührt daher, dass die Pflanze in der Antike, wegen seinem stark aromatischen Duft, häufig als Badezusatz verwendet wurde. Wegen seiner guten botanischen Eigenschaften und seiner wohlduftenden Blüten, war diese Pflanze häufig als Futterpflanze auf Bienenweiden zu finden. Doch nicht nur wegen seinem angenehmen Geruch diente der Lavendel als Badezusatz, denn das Öl des Krautes wirkt auch desinfizierend und konnte so Hautinfektionen, Pilzerkrankungen oder anderen Hautstörungen entgegenwirken. Eben auch aus diesem Grund, rieben sich die römischen Soldaten regelmäßig vor ihren Schlachten mit Lavendel ein. Man glaubte, dass potentiellen Wundinfektionen, durch Verletzungen so vorgebeugt werden könne.

Wegen seiner desinfizierenden Wirkung setzte man die Pflanze zu Zeiten der Pest ein. Ärzte trugen sehr häufig die auch aus Filmen bekannte Schnabelmaske. Im Schnabel waren aromatische, desinfizierende Kräuter wie der Lavendel eingebracht, sie sollten einerseits den Arzt vor einer Ansteckung schützen und andererseits den Gestank überdecken, der von den Kranken ausging.

Zudem rieben die Bürger ihre Böden mit Lavendelzweigen ab, der Geruch sollte die Ratten vertreiben, welche als Überträger der Krankheit galten.

Im Mittelalter galt das Kraut als wirksames Mittel gegen böse Hexen und Dämonen. Es wurde besagt, dass sein Geruch die Luft reinige und Schlechtes vertreiben würde.

Hildegard von Bingen schrieb: *„Der Lavendel bereite einem ein reines Wissen und einen reinen Verstand."* Sie empfahl, etwas Lavendel zusammen mit etwas Wein aufzukochen und bei Schmerzen der Leber oder Lunge zu trinken.

Es wird nun schnell klar, dass der Lavendel eine unheimlich lange Geschichte hat. Es scheint fast so, dass diese Pflanze den Menschen begleitet und fasziniert, seit es die Menschheit gibt. Dazu kommt, dass die botanischen Ansprüche der Pflanze recht gering sind. Sie gedeiht fast überall gleichermaßen gut.

Manch einer kennt sogenannte Lavendelkissen, diese Stofftütchen sind mit Lavendel gefüllt und verhelfen, platziert unter dem Kopfkissen, zu einem ausgewogenen Schlaf.

Der Duft vom Lavendel ist seit je her bekannt für seine beruhigende und angstlösende Wirkung. Traditionell wurde die Pflanze jedoch für weitaus mehr gebraucht.

Traditionelle Anwendung:

- Zur Desinfektion der Haut und kleineren Wunden
- Stress- und Erschöpfungszustände
- Einschlafhilfe
- Unterstützung der Verdauungsfunktion
- Bei allgemeinem Unwohlsein
- Kopfschmerzen
- Nervosität und Angst

Wissenschaftliche Erkenntnisse:

Dass Lavendel in der Aromatherapie einen festen Standpunkt hat und Wirkungen auf den Körper besitzt, gilt fast als unbestritten. Die Duftstoffe werden über die Riechzellen der Nase aufgenommen und im Nervensystem weiterverarbeitet, doch was passiert, wenn das Phytopharmaka in Form von Lavendelölkapseln eingenommen wird?

Seit einigen Jahren ist in Deutschland ein Präparat zur Selbstmedikation, rezeptfrei, in der Apotheke erhältlich, welches auf 80 mg Lavendelöl basiert. Das Lavendelöl soll den Einstrom von Calciumionen in die Nervenendigungen drosseln, dadurch werden die Ausschüttung von erregenden Neurotransmittern wie Serotonin und Noradrenalin geblockt und es kommt ferner zu einer Reduktion von Angstgefühlen[63].

Lavendel ist damit eines der wenigen Phytopharmaka, welches ausschließlich auf eine Reduktion von Angstempfindungen abzielt. In einer Studie wurde die Lavendelkapseleinnahme sogar mit der eines synthetischen Medikaments gleichgesetzt, es hieß hier, die Wirkung von Lavendel sei der Einnahme des Benzodiazepins nicht unterlegen[64]. Die Fachwelt sieht den pauschalen Einsatz von Lavendelölkapseln bei Angsterkrankungen jedoch kritisch. Zu wenige und zu kleine Studien

---

[63]https://www.pharmazeutische-zeitung.de/index.php?id=35169

[64]Woelk H, Schläfke S. A multi-center, double-blind, randomised study of the Lavender oil preparation Silexan in comparison to Lorazepam for generalized anxiety disorder. Phytomedicine 2010; 17: 94–99

wären vorhanden, sodass keine offizielle Empfehlung ausgesprochen werden könne.

Anhand des geringen Nebenwirkungsprofils könne die Einnahme bei leichten Ängsten sinnvoll sein, nicht aber bei schweren Angststörungen. Eine zweite Studie belegt einen Vorteil gegenüber einem Placebo[65], daher könne bei leichten Beschwerden diese Variante der Behandlung versucht werden.

Es sollte bei Unklarheit über die schwere der Angststörung jedoch unbedingt der Rat eines kompetenten Therapeuten oder Arztes eingeholt werden, um eine falsche Herangehensweise an die Beschwerden zu vermeiden.

Angsterkrankungen neigen dazu, heimlich verschleppt zu werden und hier liegt das Tückische, denn Dinge vor denen man sich fürchtet, vermeidet der Mensch instinktiv.

Eine Angst überwinden kann der Patient jedoch nur durch eine Konfrontation mit der angstauslösenden Situation. Werden übermäßig starke Ängste zu lange aufrechterhalten, so können sie sich leicht manifestieren und zu einem festen Bestandteil im Persönlichkeitsmuster werden. Daher ist es sehr wichtig bei unangemessen großen Ängsten, die den Alltag behindern oder einschränken, frühzeitig therapeutisch einzuschreiten, um eine chronische Manifestation zu verhindern. Bei einer ausgeprägten Angststörung kommt es nicht selten zu Panikreaktionen, die begleitet sind von Herzrasen, Unwohlsein, Schwitzen und Schwindel.

Bei einer schweren Störung ist eine Therapie mit Lavendel in der Regel nicht ausreichend. Statt einem Lavendelpräparat kommen synthetische Medikamente zum Einsatz und wirken hierbei gezielter und deutlich effektiver. Eine Psychotherapie ist meist ebenfalls indiziert, um dem Betroffenen zu helfen, wieder gut in seinen Alltag zu kommen.

---

[65]Kasper S, Gastpar M, Müller WE, et al. Silexan, an orally administered Lavandula oil preparation, is effective in the treatment of 'subsyndromal' anxiety disorder: a randomized, double-blind, placebo controlled trial. Int Clin Psychopharmacol 2010; 25: 277–287

Nebenwirkungen:

Wie bei allen Substanzen kann es zu allergischen Reaktionen kommen. Es gibt keine ausreichenden Daten während der Schwangerschaft und Stillzeit, daher sollte in dieser Zeit auf die Einnahme verzichtet werden. Bei einigen Patienten kann es zu Übelkeit (2%) und Aufstoßen (7%) führen. Die gleichzeitige Einnahme von Lavendel und psychoaktiven Medikamenten sollte vermieden werden.

Fazit:

Bei leichter Angst und Unruhe erscheint mir Lavendel durchaus als Therapieoption in Frage zu kommen, insbesondere wegen der überschaubaren Nebenwirkungen. Bei einer manifesten Angsterkrankung sollte der Betroffene jedoch zusammen mit seinem Arzt, die für ihn geeignete Therapie absprechen, denn wie schon häufig erwähnt, haben auch die synthetischen Psychopharmaka ihre Vorzüge und Berechtigung.

9.8 Mönchspfeffer (Vitex agnus castus)

„Die Launen unseres Gemüts sind noch seltsamer als die des Schicksals"

-Francois de la Rochefoucauld-

Der Mönchspfeffer entstammt aus dem südeuropäischen Raum und ist besonders für seine besänftigende Wirkung auf das weibliche Geschlecht bekannt. In der Antike glaubte man, dass der Mönchspfeffer die sexuelle Lust zu zügeln vermochte, weshalb er von Nonnen und Mönchen häufig verzehrt wurde. Da seine Früchte eine gewisse Ähnlichkeit zum Pfeffer haben, war der Name des ‚Mönchspfeffers' schnell besiegelt.

Bereits seit dem Mittelalter ist er für seine lindernde Wirkung bei Menstruationsbeschwerden bekannt. Bis heute ist diese Heilpflanze in jedem Apothekerschrank zu finden und kommt in der Naturheilkunde regelmäßig zur Anwendung.

Der Mönchspfeffer ist eine Pflanze, welche drei bis fünf Meter hoch werden kann und hauptsächlich in den Küstenregionen des Mittelmeers zu finden ist. Er gehört zu den Eisenkrautgewächsen und bildet seine Blüten im Hochsommer zwischen Juni und September. Als Arznei werden seine Früchte verarbeitet, sie enthalten ein ätherisches Öl, was sich aus mehreren pharmakologisch wirksamen Komponenten zusammensetzt. Dieses ätherische Öl ist in der Lage, in den weiblichen Hormonhaushalt einzugreifen und diesen zu regulieren. Mönchspfeffer hemmt die Freisetzung von Prolaktin. Dieses Hormon spielt eine wichtige Rolle im weiblichen Organismus. Unter anderem regt es die Milchbildung in den Brustdrüsen an, einer von möglichen Gründen, weshalb Mönchpfeffer besonders gut gegen Mastodynie (schmerzhafte Spannungen in der Brust) helfen soll.[66]

Prolaktin spielt außerdem bei unregelmäßigen Blutungen und beim prämenstruellen Syndrom (PMS) eine wichtige Rolle.

In der Regel wird Mönchspfeffer in Form von Tabletten, Tropfen und Kapseln angeboten.

<u>Traditionelle Anwendung:</u>

- Wechseljahresbeschwerden
- Prämenstruelles Syndrom (PMS)
- Menstruationsbeschwerden
- Zyklusstörungen
- Akne und Hautunreinheiten
- Frigidität der Frau

[66] https://www.pharmazeutische-zeitung.de/inhalt-10-1999/titel-10-1999/

- Unerfüllter Kinderwunsch
- Reizbarkeit und depressive Symptome die mit der Menstruation zusammenhängen
- Spannungen und Schmerzen in der weiblichen Brust

Nebenwirkungen:

Da der Mönchspfeffer eine hormonwirksame Arznei ist, sollte bei Frauen Vorsicht geboten sein, bei denen der Hormonhaushalt nicht im Gleichgewicht ist. Dazu zählen Schwangere, stillende Mütter und Mädchen, die sich noch in der Sexualentwicklung befinden (Pubertät). Auch Frauen, die Kontrazeptiva (Pille) einnehmen, sollten von der Einnahme absehen, da nicht garantiert werden kann, dass Mönchspfeffer die Wirkung der Pille abschwächt. Frauen, die unter hormonabhängigen Tumoren leiden (z.B. Brustkrebs), sollten die Einnahme mit ihrem Frauenarzt besprechen.

Wissenschaftliche Erkenntnisse:

Das prämenstruelle Syndrom ist als Kombination von körperlichen und psychischen Symptomen definiert. Bei den betroffenen Frauen kommt es zu Ängstlichkeit, Reizbarkeit, Aggression, Depression, Kopfschmerzen, Flüssigkeitsansammlungen in den Beinen und allgemeines Unwohlsein. Etwa 35% der Frauen sind regelmäßig davon betroffen, bei etwa 5% der Frauen sind die Symptome so gravierend, dass die Lebensqualität dadurch massiv eingeschränkt wird. Meist sind Frauen zwischen dem 18. Und 40. Lebensjahr betroffen. Eine wissenschaftliche Begründung über die genauen Wirkmechanismen beim PMS gibt es bislang noch nicht.

Eine Studie mit rund 180 Teilnehmerinnen kam zu dem Schluss, dass Mönchspfeffer, nach einer 3-monatigen Einnahme, die Symptome wie Reizbarkeit, Stimmungsschwankungen, Kopfschmerzen und schmerzenden Brüsten signifikant verbessern kann. Die Probandinnen berichteten in 52% der Fälle von einer deutlichen Verbesserung im

Gegensatz zur Placebogruppe, bei denen sich lediglich bei 24% die Symptome zum Positiven veränderten[67].

In einer großen Studie mit 1634 Probandinnen wurde eine deutliche Verbesserung der Mastalgie (schmerzende Brüste) als Zeichen des prämenstruellen Syndroms beobachtet. Etwa 81% der Frauen berichteten nach 3-monatiger Einnahme von einer deutlichen Verbesserung ihrer Beschwerden[68].

In einer anderen Studie wurde der Mönchspfeffer mit einem Antidepressivum aus der Gruppe der selektiven Serotonin-Wiederaufnahmehemmer (SSRI) verglichen. Untersucht wurde die sogenannte Dysphorie, bei der es zyklisch zu schlechter Laune und Gereiztheit bei den Frauen kam. Die Mönchspfeffer- Gruppe konnte bei 58% der Probandinnen eine deutliche Verbesserung der Symptome beobachten, zusätzlich nahm die Spannung der Brüste ab. In der Gruppe der Antidepressiva wurde eine Verbesserung der psychischen Symptome bei 68% beobachtet. Diese Studie veranschaulicht die hohe Potenz des Mönchspfefferextraktes[69]

Achtung:

Bei schmerzenden Brüsten unklarer Ursache, insbesondere bei einseitiger Problematik, ist eine ärztliche Untersuchung unabdingbar, da es sich immer um die Vorboten eines Tumors der Brust handeln kann. Dies soll gleichzeitig ein Appell an die Wahrnehmung der Krebsvorsorgeuntersuchungen sein.

---

[67] Schellenberg R. Treatment for the premenstrual syndrome with agnus castus fruit extract: prospective, randomised, placebo controlled study. Br Med J 2001;322:134-137.

[68] Loch E, Selle H, Boblitz N. Treatment of premenstrual syndrome with a phytopharmaceutical formulation containing Vitex agnus castus. J Womens Health Gend Based Med 2000;9:315-320.

[69] Atmaca M, Kumru S, Tezcan E. Fluoxetine versus Vitex agnus castus extract in the treatment of premenstrual dysphoric disorder. Hum Psychopharmacol 2003;18:191-195.

9.9 Magnesium (Mg)

„Was in der Welt dir nicht gefällt,

mußt du dir gelassen gefallen lassen."

-Paul Heyse (1830-1914)-

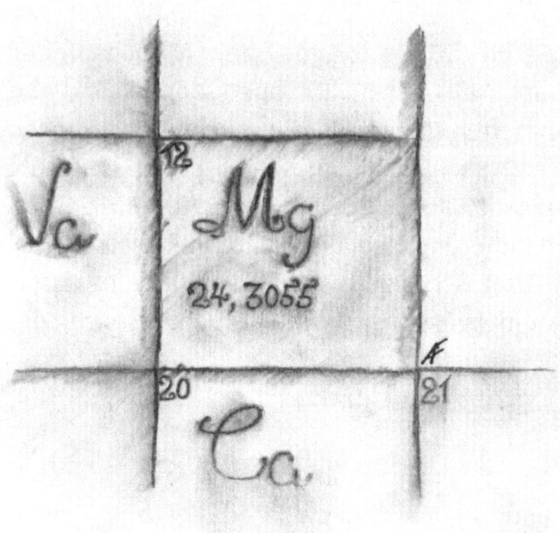

Der essentielle Mineralstoff Magnesium nimmt eine wichtige Position im menschlichen Körper ein. Die einen nehmen es, wenn die Muskeln eine Neigung zu Krämpfen haben, die anderen nehmen es bei Kopfschmerzen und wieder andere setzen es gegen Verstopfung ein. Tatsächlich kann sich ein Mangel in unterschiedlichsten Symptomen bemerkbar machen, da das Mineral an ca. 400 Stoffwechselvorgängen beteiligt ist.

Magnesium spielt insbesondere im Stoffwechselgeschehen der Muskulatur eine große Rolle und kann somit bei einer Vielzahl von Erkrankungen in der Therapie bedeutsam sein. Außerdem ist das Mineral wichtig für Zellteilung, Nervenfunktion, Reparatur der DNA,

Knochenstoffwechsel, Regulation von Herzfunktion und Blutdruck, sowie den Glucose-Insulin-Stoffwechsel.

Bei einer gesunden Ernährung (anhand der Leitlinien der Deutschen Gesellschaft für Ernährung) ist der Körper in aller Regel ausreichend mit Magnesium versorgt. Das Problem in der Magnesiumversorgung liegt in der Ernährungsweise vieler Menschen. Insbesondere stark denaturierte Nahrungsmittel, Fast Food und Tiefkühlspeisen haben einen sehr geringen Magnesiumanteil. Dazu kommt der durchaus besorgniserregende Alkoholkonsum der Deutschen. Alkoholkonsum entzieht dem Körper nicht nur eine Reihe von B-Vitaminen und Zink, sondern auch eine Menge Magnesium.

Im Bundesdurchschnitt trinkt jeder Bürger jährlich:

- 105,9 Liter Bier
- 20,5 Liter Wein
- 5,4 Liter Spirituosen
- 3,7 Liter Schaumwein/Sekt[70]

Bei der Betrachtung dieser Daten kann einem nun schnell klarwerden, dass Magnesiummangel in unserer Überflussgesellschaft stattfindet.

Weitere Risikogruppen für einen Magnesiummangel sind Leistungssportler, ältere Menschen (aufgrund von Mangelernährung, Großküchenessen, Essen auf Rädern, medikamentöse Behandlung mit Entwässerungsmedikamenten (Diuretika), Schwangere, Migränepatienten und Menschen, die unter starkem physischen und psychischem Stress leiden[71].

Eine Untersuchung in Deutschland an 16 000 Probanden zeigte einen klinisch relevanten Magnesiummangel bei 14,5% der Studienteilnehmer. Bei rund 34% ergaben sich suboptimale Werte in

[70] DHS (Hrsg.) (2017): Jahrbuch Sucht 2017. Pabst Science Publishers, Lengerich.

[71] https://www.aerzteblatt.de/archiv/9757/Magnesium-Wirksamkeit-verschiedener-Verbindungen

der Blutuntersuchung.[72] Es zeigte sich ebenfalls eine Häufung, je älter die einzelnen Probanden waren.

Doch wie zeigt sich nun ein Magnesiummangel?

<u>Anzeichen für eine Unterversorgung können sein:</u>

- Häufige Verspannungen der Muskulatur, Wadenkrämpfe und Muskel- oder Lidzuckungen
- Magen-Darm Krämpfe, Verstopfung, Durchfall, schmerzhafte Menstruation
- Innere Unruhe, Schlafstörungen, Nervosität
- Herzrasen, häufige spürbare Extrasystolen
- Stressanfälligkeit, Müdigkeit, Abgespanntheit, Reizbarkeit, depressive Verstimmungen[73]

Psychische Ungleichgewichte gehen nicht selten, parallel, mit oben aufgeführten Symptomen einher. Allerdings lässt sich nicht verlässlich sagen, dass beispielsweise eine Depression mit Magnesiummangel assoziiert ist.[74] Es gibt durchaus Patienten mit depressiven Syndromen, die völlig normale Magnesiumwerte aufweisen.

Eine Untersuchung an Tieren zeigte, dass Magnesium nachweisliche Veränderungen im Gehirn auslöst, welche für das psychische Wohlbefinden von Vorteil sind. Sowohl in der Amygdala als auch im Hypothalamus veränderte sich die Arbeit der sogenannten Neurotransmitter.

Der Hypothalamus ist das wichtigste Steuerzentrum des vegetativen Nervensystems, welches Stressreaktionen im Körper reguliert. Die Amygdala ist an der Entstehung von Angst und der Bewertung von

---

[72]Schimatschek HF, Rempis R. Prevalence of hypomagnesemia in an unselected German population of 16,000 individuals. Magnesium research : official organ of the International Society for the Development of Research on Magnesium. 2001 Dec;14(4):283-90. PubMed PMID: 11794636.

[73]https://www.netdoktor.de/laborwerte/magnesium/magnesiummangel/

[74]Serefko A, Szopa A, Wlaz P, Nowak G, Radziwon-Zaleska M, Skalski M, et al. Magnesium in depression. Pharmacological reports : PR. 2013;65(3):547-54. PubMed PMID: 23950577.

Situationen verantwortlich. Sie bewertet also ob eine Situation eine potentielle Gefahr darstellt oder nicht.[75] [76]

Dennoch sollte Magnesium nicht mit einem Medikament verwechselt werden. Es ist bei seelischen Beschwerden aus ernährungstherapeutischer Sicht sinnvoll, seine Ernährungsweise im Hinblick auf die Magnesiumzufuhr zu überdenken. Bei Risikogruppen oder Personen, die an einem symptomatischen Magnesiummangel leiden (siehe Symptome oben), kann die phasenweise Supplementierung von 300- 400 mg Magnesium/täglich sinnvoll sein.

In der Erfahrungsheilkunde wird Magnesium häufig eingesetzt, wenn Patienten unter Symptomen leiden, die einem buchstäblich aufs Herz gehen oder es sogar brechen. Da in vielen traditionellen Heilsystemen die Organe nicht vom Seelenleben getrennt werden, besteht hier ein enger Zusammenhang zu einigen psychischen Ungleichgewichten.

Magnesium ist dafür bekannt, den Herzrhythmus zu stabilisieren und den Blutdruck leicht zu senken, was wiederrum das Herz entlastet.[77] [78] [79]

Beispielsweise ist es in der chinesischen Medizin so, dass viele Syndrome eine sogenannte Herz-Hitze begünstigen. Diese äußert sich unter anderem in:

- Schlafstörungen, Unruhe, Nervosität
- Schnellem Puls
- Müdigkeit
- Schreckhaftigkeit

---

[75]Brain Structure and Function Dietary magnesium restriction reduces amygdala-hypothalamic GluN1 receptor complex levels in mice
Gert Lubec et al.; Brain Struct Funct., doi: 10.1007/s00429-014-0779-8; 2014

[76]https://www.aerztezeitung.de/medizin/krankheiten/neuro-psychiatrische_krankheiten/depressionen/article/866220/forscher-klaeren-magnesiummangel-depressiv-macht.html

[77]https://www.kardiologie.org/magnesium-supplementation-wirkt-blutdrucksenkend/10492126

[78]Zhang X, et al. Effects of magnesium supplementation on blood pressure. Hypertension 2016; DOI: 10.1161/HYPERTENSIONAHA.116.07664.

[79]https://www.herzstiftung.de/pdf/zeitschriften/HH4_10_Kalium-Magnesium.pdf

- Hitzewallungen
- Angst bis hin zu Panik
- Unruhigem Geist mit sprunghaften Gedanken

Magnesium ist in diesem Kontext in der Lage, die Herz-Hitze zu kühlen und kann somit bei der Behandlung solcher Beschwerden behilflich sein.

Die Wahl des richtigen Magnesiumpräparates ist nicht unwichtig, denn es gibt einige Magnesiumformen, die schlechter vom Körper resorbiert werden.

Geeignet sind Präparate aus Magnesiumgluconat, Magnesiumcitrat, Magnesiumpidolat und Magnesiumaspartat, da diese eine besonders gute Bioverfügbarkeit aufweisen.[80]

<u>Nebenwirkungen und Kontraindikationen:</u>

Bei einer zu hohen Dosierung, kann Magnesium zu Übelkeit und/oder Durchfall kommen. Sollte dies der Fall sein, so kann abgewartet werden, bis sich die Darmfunktion normalisiert hat, um dann in einer geringeren Dosierung fortzufahren. Ein weicher Stuhl während der Behandlung ist jedoch unbedenklich. Bei Menschen mit einer Nierenfunktionsstörung kann eine zu hohe Dosis zu Müdigkeit führen und sollte dann unbedingt pausiert werden. Bei einer schweren Nierenfunktionsstörung ist die Magnesiumeinnahme sogar kontraindiziert.

Menschen mit einem zu niedrigen Puls oder Blutdruck, sollten die Einnahme stets mit ihrem Therapeuten besprechen, da eine Magnesiumeinnahme den Puls weiter verlangsamen kann und der Blutdruck ebenso weiter sinkt.

Menschen mit Herzvorerkrankungen sollten eine Magnesiumeinnahme grundsätzlich mit ihrem Arzt besprechen, ebenso sollte bei

---

[80]Coudray C, Rambeau M, Feillet-Coudray C, Gueux E, Tressol JC, Mazur A, et al. Study of magnesium bioavailability from ten organic and inorganic Mg salts in Mg-depleted rats using a stable isotope approach. Magnesium research : official organ of the International Society for the Development of Research on Magnesium. 2005 Dec;18(4):215-23. PubMed PMID: 16548135.

regelmäßiger Medikamenteneinnahme mit dem Apotheker mögliche Wechselwirkungen ausgeschlossen werden. Bei einigen Medikamenten kann es nötig sein, das Magnesium zu anderen Tageszeiten wie die Medikation einzunehmen.

Fazit:

Magnesium kann als begleitende Maßnahme während psychischem und physischem Stress durchaus nützlich sein. Realistisch erscheint es, dass Symptome durch einen Magnesiummangel die Stimmung von Patienten mit psychischen Erkrankungen eher verschlechtern, als sie zu verbessern. Dennoch ist Magnesium keine alleinige Maßnahme, um psychische Erkrankungen zu behandeln. Prophylaktisch scheint eine Magnesiumeinnahme während Zeiten, in denen man sich potentiell im Mangel befindet, als allgemein stabilisierend. Die Ernährungsgewohnheiten sollten überdacht werden, denn bei einer guten Ernährung, benötigt der Körper auch in möglichen ‚Mangel-Zeiten' kein künstlich zugeführtes Magnesium.

9.10 Vitamin D (Cholecalciferol)

„Mensch, wie wäre dir, wenn einst an einem Morgen keine Sonne aufstiege am Himmelsbogen, wenn es finster bliebe über der Erde? Wie wäre es dir ums Herz?"

-Jeremias Gotthelf-

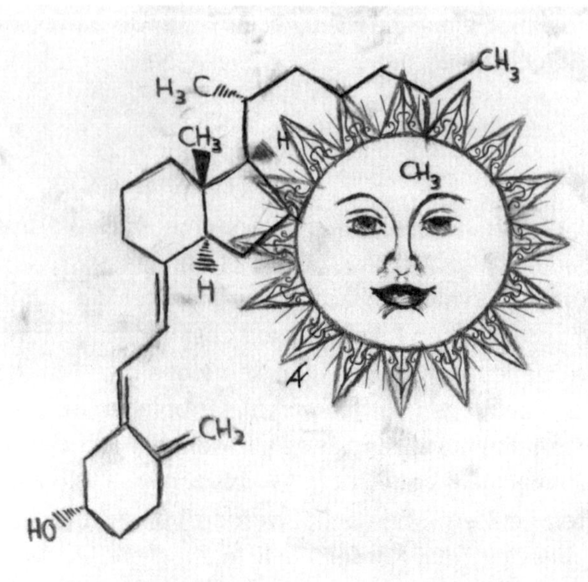

Vitamin D ist umgangssprachlich auch bekannt als das Sonnenvitamin. Dieser Name hat damit zu tun, dass es vom Körper nur selbst gebildet werden kann, wenn sich der Mensch dem Tageslicht der Sonne aussetzt. Was passiert, wenn man diese Tatsache missachtet, zeigte eine bittere Erfahrung der Engländer zu Zeiten der Industrialisierung. Die Fabrikarbeiter hielten sich vorwiegend in Hallen und geschlossenen Räumen auf, zudem war die Atmosphäre rund um die Städte durch den dichten Rauch der Industrieanlagen derart verdichtet, dass kein Sonnenstrahl mehr hindurch kam. Es verging nicht sehr viel Zeit, bis die Arbeiter begannen, sich krank zu fühlen. Die Menschen verloren ihre Haare, waren müde und depressiv, litten an neurologischen Ausfällen, Epilepsie, Schlaf- und Konzentrationsstörungen. Die Knochen wurden porös und es kam leicht zu Frakturen mit schlechter Knochenheilung. Die Kinder hatten

Wachstumsstörungen und Haltungsschäden die ihre Lebensqualität massiv einschränkte.

Im Jahre 1824 erkannte man, dass diese Beschwerden über die Einnahme von Lebertran gelindert und vorgebeugt werden konnten. Lebertran enthält eine Menge Vitamin D3, die Vorstufe des lebensnotwendigen Vitamin D. Zur Prophylaxe einer Knochenfehlentwicklung bekommen Säuglinge heutzutage als Standard, jeden Tag eine Vitamin D Tablette.

Gerade im Winter leiden viele Menschen unter einem Mangel des Sonnenvitamins, in der täglichen Praxis kommt es jedoch immer noch selten zur Verschreibung.

Insgesamt gilt es zu erwähnen, dass es einen Unterschied zwischen synthetischem und natürlichem Vitamin D gibt. Das natürliche, welches durch Bewegung im Sonnenlicht gebildet wird, bringt einen höheren gesundheitlichen Nutzen, als synthetisches Vitamin D. Dieses kann bei einem Mangel, in den Wintermonaten, zusätzlich zugeführt werden, sollte aber nicht Mittel der Wahl sein.

Bei der saisonalen Winterdepression, scheint der Vitamin D Status, laut Wissenschaftlern der Universität Georgia, eine auslösende Rolle zu spielen[81]. Es konnte nachgewiesen werden, dass viele Menschen mit einer Depression auch einen zu niedrigen Vitamin D Spiegel im Blut haben. Fraglich ist, ob das eine Auswirkung der Depression (viele Depressive halten sich lange in geschlossenen Räumen auf und wollen nicht nach draußen), oder eine Ursache davon ist.

Iranische Forscher konnten beweisen, dass bei einem Vitamin D Mangel, das Risiko an einer Schizophrenie zu erkranken, um den Faktor 2,16 erhöht ist[82].

Da das Vitamin unter anderem an der Produktion von Serotonin und Dopamin beteiligt ist, scheint ein Zusammenhang zu psychischen Erkrankungen gegeben zu sein. Diese zwei Botenstoffe, nehmen eine

---

[81]Stewart A.E. et al.: Possible contributions of skin pigmentation and vitamin D in a polyfactorial model of seasonal affective disorder, Med Hyptheses, Nov 2014.

[82]https://www.ncbi.nlm.nih.gov/pubmed/25050991

zentrale Rolle bei der Entstehung und auch in der Therapie von psychiatrischen Erkrankungen ein.

Bei vielerlei anderen Erkrankungen scheint ein Vitamin D Mangel in Entstehung, Ausmaß und Therapie eine Rolle zu spielen. Allerdings fehlen bisher noch aussagekräftige Studien um eindeutige Empfehlungen auszusprechen.

<u>Erkrankungen, bei denen Vitamin D eine Rolle spielt:</u>

- Diabetes mellitus
- Immunologische Erkrankungen
- Multiple Sklerose
- Rheumatoide Arthritis
- Neurodermitis
- Krebserkrankungen
- Herz- Kreislauferkrankungen
- Depressionen

Unumstritten hingegen ist, das Vitamin D essentiell wichtig für die Bildung und Erhaltung von Knochensubstanz ist, weshalb es im höheren Lebensalter zur Prophylaxe von Osteoporose (Abnahme der Knochensubstanz) unerlässlich ist.

Da sich Vitamin D an etlichen Prozessen im Körper beteiligt, ist es sinnvoll, auf eine adäquate Zufuhr zu achten. Die deutsche Gesellschaft für Ernährung empfiehlt in Deutschland eine Zufuhr von 800 I.E /täglich. Über die Ernährung werden im Durchschnitt allerdings nur 80-160 I.E zugeführt, was eine deutliche Differenz zur Empfehlung ausmacht. 800 I.E/ täglich ausschließlich über die Nahrung aufzunehmen ist keine leichte Aufgabe, denn abgesehen von fettigem Fisch, wie der Makrele, enthalten Lebensmittel meist nicht sehr viel Vitamin D3.

Vitamin D- haltige Lebensmittel sind:

- Fisch und Fischöle (z.B. Lachs, Makrele, Kabeljau)
- Avocado
- Schweinefleisch
- Vollmilch
- Hühnereier
- Kalbsleber

Ob es sinnvoll ist, wie in den USA oder Kanada, den Lebensmitteln von vorneweg Vitamin D zuzusetzen, bleibt international umstritten. Ein junger, gesunder Erwachsene ist im Stande, unter einer optimalen Ganzkörperbestrahlung durch die Sonne, in 30 Minuten rund 10.000 - 20.000 I.E. zu produzieren. Hier wird schnell klar, warum es absolut notwendig ist, sich regelmäßig draußen an der frischen Luft aufzuhalten[83].

In der Therapie eines Vitamin D Mangels werden Dosierungen zwischen 1000 I.E – 10.000 I.E./ täglich angewandt. Eine längere Einnahme von hohen Dosen sollte stets von einem Arzt oder Heilpraktiker begleitet werden. Nebenwirkungen werden nur selten beobachtet, können allerdings bei extrem hohen Dosierungen über einen längeren Zeitraum auftreten. Häufig sind Patienten mit Depressionen oder anderen psychiatrischen Erkrankungen, von weiteren Symptomen geplagt, die sich mit Vitamin D beeinflussen lassen. So kann Vitamin D auch bei schwachem Immunsystem, Infektanfälligkeit und Müdigkeit in den Wintermonaten zur Besserung eingesetzt werden.

---

[83]http://www.pharmazeutische-zeitung.de/?id=40818

9.11 Rosmarin (Rosmarinus officinalis)

„Ein Kopf ohne Gedächtnis ist eine Festung ohne Besatzung."

-Napoleon Bonaparte-

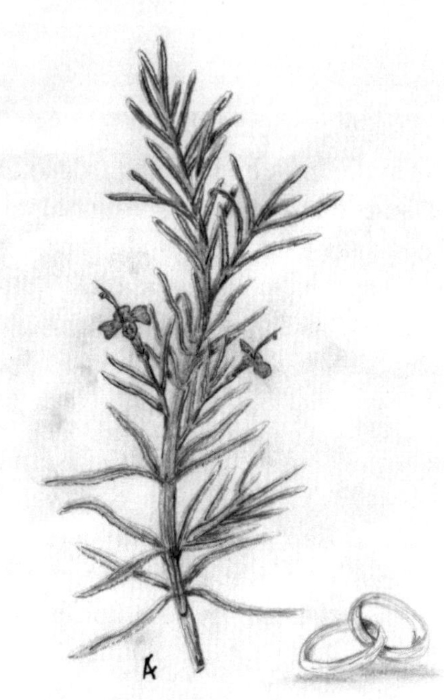

Viele kennen den Rosmarin nur als Gewürzbeilage zu einem deftigen Essen, doch der wohlriechende Zweig kann noch sehr viel mehr, als nur gut zu schmecken.

Schon die alten Griechen setzten ihn wegen seiner ätherischen Öle als Arznei ein. Die moderne Wissenschaft erforschte in den letzten Jahren seine genauen Wirkmechanismen im menschlichen Körper und so wurde der Rosmarin ‚Heilpflanze des Jahres 2011'.

Geschichtlich findet die Pflanze schon früh, selbst in der Bibel, Erwähnung. Wegen seiner ätherischen Öle wurde er im Altertum oftmals für zeremonielle Zwecke eingesetzt. Dabei sollte er Freundschaft, Hingabe und Loyalität symbolisieren. In Deutschland trugen Bräute lange Zeit einen Rosmarinkranz während der Trauung auf ihrem Haupt. Dieser sollte ihre Liebe und Treue symbolisieren.

Der Name Rosmarin entstammt dem lateinischen *ros marinus* was so viel bedeutet wie ‚Tau des Meeres'. Diese Namensgebung kommt wahrscheinlich daher, dass Rosmarin sehr gut an den Küsten des Mittelmeers wächst und morgens den Tau des Meeres an sich trägt.

Wegen seiner Inhaltsstoffe, die auf verschiedene Bereiche des Körpers wirken, war der Rosmarin als Heilpflanze im Altertum von großer Bedeutung. Durch seine antiseptische Wirkung wurde er besonders häufig in der Wundversorgung eingesetzt, noch lange vor der Zeit von Antibiotika und Desinfektionsmitteln. Auch seine Fähigkeit die Gedächtnisleistung zu verbessern war damals schon bekannt und so wurde er insbesondere gegen die Vergesslichkeit des Alters eingesetzt.

Traditionelle Anwendung:

- Antiseptikum
- Anti-Pilz Mittel
- Kreislaufanregung
- Lebererkrankungen
- Schmerzstillung
- Krampflösend
- Nervenstärkung
- Rheuma
- Vergesslichkeit

Nebenwirkungen:

Bei der Einhaltung der normalen Dosierung ist mit keinen Nebenwirkungen zu rechnen. Bei der Einnahme von sehr hohen Dosierungen des ätherischen Öles kann es zu Magen-Darm Störungen und Dysfunktionen der Nieren kommen. Allerdings gibt es keine therapeutische Empfehlung von solch großen Mengen. Sollten Leber oder Gallenerkrankungen bekannt sein, so sollte die therapeutische Einnahme von Rosmarinöl mit dem Arzt oder Heilpraktiker besprochen werden, da der Rosmarin die Entgiftung dieser Organe stark anregen kann.

Wissenschaftliche Erkenntnisse:

Wissenschaftler fanden heraus, dass es Menschen leichter fällt sich Dinge zu merken, wenn ihre Umgebung nach Rosmarin duftet. Die Fähigkeiten des prospektiven Gedächtnisses werden durch die ätherischen Öle verbessert. Das prospektive Gedächtnis ist dafür zuständig, sich Dinge einzuprägen, die in der Zukunft passieren werden, oder die man sich vorgenommen hat. Eben diese Denkfunktion ist bei dementiell erkrankten Patienten häufig gestört. Bei der Studie der Universität Northumbria wurden einige Tropfen Rosmarinöl über einen Diffusor im Raum verteilt, bevor die Probanden das Zimmer betraten. Einige Teilnehmer waren im Rosmarinzimmer, andere in einem geruchsneutralen Raum. Nach einiger Zeit sollten Sie einen Test zur Gedächtnisleistung absolvieren. Das ätherische Öl des Rosmarins enthält eine große Menge des Stoffes 1,8 Cineol, dieser ist ebenfalls im Eukalyptus enthalten und verantwortlich für dessen schleimlösende, antimikrobielle Wirkung. In der Studie wurden den Teilnehmern Blutproben entnommen um zu testen, ob sich das Cineol über die Luft im Blut anhäufen konnte. Die Probanden, die unter dem Einfluss des Rosmarins standen, schnitten in Durchschnitt 60-75% besser in den Tests ab als die, in den geruchsfreien Räumen. Außerdem konnte eine gewisse Konzentration Cineol in deren Blut nachgewiesen werden, was beweist, dass der Stoff über die Atmung vom Körper aufgenommen wird[84 85].

Einige Untersuchungen deuten darauf hin, dass Cineol die Blut-Hirn-Schranke überwinden kann und dort den Abbau des Neurotransmitters Acetylcholin hemmen könnte. Viele Prozesse im Gehirn sind von diesem Botenstoff abhängig. Ein Mangel dieses Neurotransmitters spielt beispielsweise auch bei der Alzheimer Demenz eine Rolle.

Rosmarin kann als Raumduft, Vollbad oder Einreibung verwendet werden. Bei Vollbädern sollte allerdings die anregende Wirkung des Krautes beachtet werden, somit empfiehlt sich ein Bad eher am Vormittag oder Mittag, statt am späten Abend.

Außerdem gibt es Rosmarintees und natürlich den frischen Rosmarin, der garantiert auch auf ihrem Balkon gut gedeiht.

Möchte man lediglich das Cineol einnehmen, so ist dieses in Kapselform z.B. in Eukalyptuspräparaten enthalten.

---

[84]Mark Moss, Lorraine Oliver: Plasma 1,8-cineole correlates with cognitive performance following exposure to rosemary essential oil aroma, Therapeutic Advances in Psychopharmacology June 2012 vol. 2 no. 3 103-113, Published online before print February 24, 2012, doi: 10.1177/2045125312436573

[85]https://www.ncbi.nlm.nih.gov/pmc/articles/PMC3736918/

9.12 Johanniskraut (Hypericum perforatum)

„Wie die Gefahr des Tauchers der Tintenfisch, so des Grüblers die Melancholie."

-Christian Morgenstern-

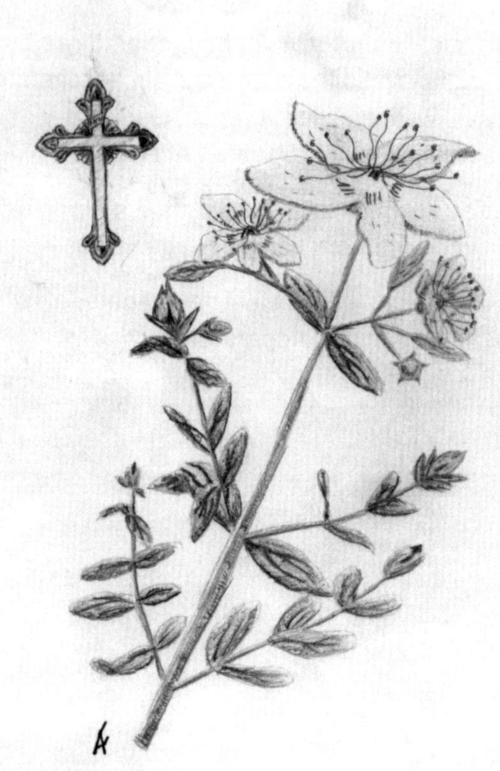

Das Johanniskrautgewächs ist in unseren Breitengraden weit verbreitet und blüht von Juni bis September auf Wiesen und an Waldrändern. Als Heilpflanze besitzt Johanniskraut eine beachtliche

Geschichte, denn schon vor rund 2000 Jahren kam er wegen seinem großen Heilpotenzial zur Anwendung.

Die Pflanze kann bis zu einem Meter hoch werden und fällt durch seine sonnengelben Blüten schnell ins Auge. Werden diese Blüten in der Hand zerrieben, sondern sie ein rotes Sekret ab, sodass es auf den ersten Blick so aussieht, als bekäme man blutige Finger davon.

Zu dem Namen Johannis kam das Kraut, da es um den christlichen Feiertag Johanni, am 24. Juni blüht. An diesem Tag feiern die Christen die Geburt von Johannes dem Täufer. Der Feiertag steht in enger Verbindung zur Sommersonnenwende, die zwischen dem 20. und 22. Juni stattfindet. Im Mittelalter tanzten die Menschen, geschmückt mit Kränzen aus Johanniskraut, um das Sonnwendfeuer und feierten so den längsten Tag des Jahres. Anschließend warfen sie die Kränze ins Feuer. Dieses Ritual sollte sie vor Unheil, Hexen und Dämonen schützen.

Im Altertum wurde Johanniskraut zur Behandlung von unterschiedlichsten Beschwerden eingesetzt.

Traditionelle Anwendung:

- Depressionen
- Angststörung
- Wechseljahresbeschwerden
- Prämenstruelles Syndrom (kurz. PMS)
- Reizdarmbeschwerden
- Migräne
- Bluthochdruck
- Schwache Libido
- Johanniskrautöl zur Behandlung von Hauterkrankungen
-

Nebenwirkungen:

Bei der Anwendung von Johanniskraut gibt es einige Hinweise zu beachten, insbesondere, wenn noch andere Arzneimittel eingenommen werden. Im Vergleich zu konventionellen Psychopharmaka sind die Nebenwirkungen zwar sehr gering, allerdings gibt es die Wechselwirkungen zu anderen Medikamenten zu beachten.

Johanniskraut kann die Wirkung von Kontrazeptiva (Anti-Babypille) abschwächen.

Nach Organtransplantationen sollte Johanniskraut nicht eingenommen werden.

Auch bei Einnahme von Herz-Kreislaufmedikamenten, HIV-Medikamenten, anderen Antidepressiva, Chemotherapeutika, Blutverdünnern und Asthmamedikamenten sollte von der Einnahme abgesehen werden.

Johanniskraut verändert den Leberstoffwechsel, aus diesem Grund werden Arzneimittel nicht so abgebaut, wie die klinische Forschung dies dokumentiert hat. Johanniskraut besitzt selbst keine leberschädigenden Eigenschaften, eher das Gegenteil ist der Fall.

Selten wurde nach der Einnahme eine Sonnenempfindlichkeit dokumentiert, die Patienten neigten zur raschen Entwicklung eines Sonnenbrandes. Auch Lichtempfindlichkeit, Kopfschmerzen und allergische Reaktionen wurden schon beobachtet.

Allgemein gilt, sollten Sie schwanger sein, sich in der Stillzeit befinden oder andere Medikamente einnehmen, so besprechen Sie die Anwendung mit dem Arzt, Heilpraktiker oder Apotheker.

Wissenschaftliche Erkenntnisse:

Die wissenschaftlichen Studien legen nahe, dass Johanniskraut zur Behandlung einer leichten bis mittelschwere Depression, den chemischen Medikamenten aus der Gruppe der selektiven Serotonin-Wiederaufnahmehemmer (kurz SSRI) mindestens ebenbürtig ist. Aufgrund seines deutlich geringeren Nebenwirkungsprofils, könne

Johanniskraut den konventionellen Medikamenten als Therapieoption vorgezogen werden. Johanniskraut erhöht, ähnlich wie konventionelle Medikamente, den Serotonin-, Noradrenalin- und Dopaminspiegel im Gehirn, in dem es die Rückresorption dieser Neurotransmitter hemmt. Eine große Übersichtsarbeit aus dem Jahre 2008 mit über 5000 Patienten kam zu dem Schluss, dass Johanniskraut ein besonders gutes Risiko-Nutzen Profil habe, da die gewünschte Wirkung in der Regel nicht mit ernsthaften Nebenwirkungen behaftet ist, anders als synthetische Medikamente, die oft mehr als 20 mögliche Nebenwirkungen besitzen[86]. Außerdem waren die Zahlen der Patienten, die die Therapie abbrachen nicht so hoch, wie bei den Patienten, welche die synthetischen Präparate einnehmen sollten.

In einer Metaanalyse die 13 randomisierte, Placebo-kontrollierte Studien miteinschloss, fanden die Forscher keinen signifikanten Unterschied zwischen Johanniskrautextrakten und konventionellen Antidepressiva aus der Gruppe der SSRI[87].

In der Langzeitanwendung von Johanniskraut über ein Jahr zeigten sich bei 6% der Patienten nur wenige Nebenwirkungen, die hauptsächlich durch Magen-Darm Störungen und Hautreaktionen gekennzeichnet waren. Es zeigten sich in dieser Zeit keine relevanten Veränderungen im EKG oder von Laborparametern des Blutes[88]. Die Dosierung von Johanniskraut sollte täglich zwischen 600-900 mg liegen. Es ist unabdingbar bei einer Nicht-Besserung der Beschwerden den Arzt oder Heilpraktiker zu konsultieren, denn alle Medikamente zur Erhöhung des Serotoninspiegels gelten als „leichtere" Antidepressiva. Manchmal jedoch kommt der Patient nicht drum herum, stärkere, synthetische Medikamente einzunehmen, um die Ketten einer Depression zu durchbrechen.

---

[86]Linde K, Berner MM, Kriston L. St John's wort for major depression. Cochrane Database Syst Rev. 2008 Oct 8;(4):CD000448.

[87]Rahimi R, Nikfar S, Abdollahi M. Efficacy and tolerability of Hypericum perforatum in major depressive disorder in comparison with selective serotonin reuptake inhibitors: a meta-analysis.Prog Neuropsychopharmacol Biol Psychiatry. 2009 Feb 1;33(1):118-27.

[88]Brattström A. Long-term effects of St. John's wort (Hypericum perforatum) treatment: a 1-year safety study in mild to moderate depression. Phytomedicine. 2009 Apr;16(4):277-83.

10. Grundsätze der Traditionellen Chinesischen Medizin (TCM)

„Das grundlegende Prinzip der Medizin ist die Liebe."

-Paracelsus-

Die Chinesische Medizin differenziert alle Zustände auf unserer Welt in Yin und Yang, so auch diese in unserem Körper und unsere Psyche. Yin bezeichnet dabei das ruhige, strukturelle, kalte was eher einer Unterfunktion entspricht. Das Yang hingegen beschreibt die aktive, warme, Energie, welche eher der Überfunktion gleicht.

Da unser Körper sich in einem ständigen „sich ausgleichen wollen" befindet, stehen die Kräfte Yin und Yang in ständigem Gegensatz und sorgen damit für ein regelmäßiges Gleichgewicht.

Stellen Sie sich Yin und Yang als zwei Magnete vor, die sich gleichermaßen anziehen und abstoßen. Sie sind in Bewegung und halten, sofern sie im Einklang sind, stabil ihre Position.

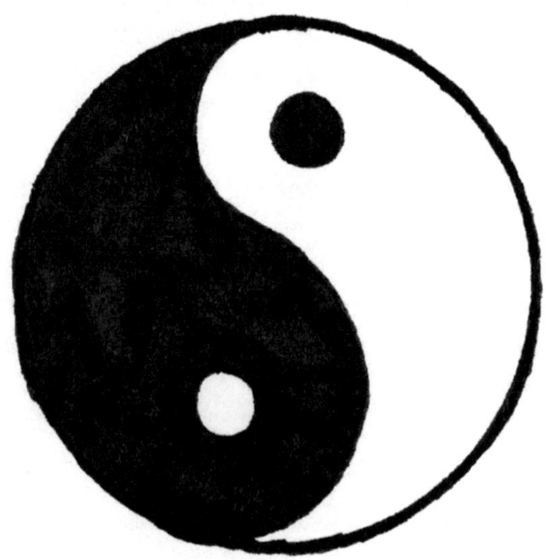

Auf körperlicher Ebene äußert sich ein zu starkes Yang als:

- Schnellen Puls
- Unruhe
- Hitzeempfindungen
- Rötung des Gesichtes und der Zunge
- Reizbarkeit
- Redet viel
- Heftige explosive Emotionen: Wut, Ärger, Eifersucht
- Im Verhalten eher extrovertiert, nervös, aufgeregt
- Schlaflosigkeit, unruhiger Schlaf
- Verlangen nach viel kalter Flüssigkeit
- Bei Frauen: Schmerzen bei der Menstruation und kurzer Zyklus
- Abneigung gegen Hitze und zu viel Ruhe
- Neigung zu plötzlich auftretenden Erkrankungen- entzündlichen Erkrankungen, Bluthochdruck, Schlaganfall, Herzinfarkt

Ein zu starkes Yin hingegen äußert sich durch:

- Langsamen Puls
- Lethargie, Unlust, Antriebsmangel
- Eher introvertiert, langsam und überlegt, gelassen, unsicher, unauffällig
- Kälteempfindungen
- Blasse Gesichtsfarbe, blasse Farbe der Zunge
- Spricht wenig
- Oft müde, möchte viel Schlafen, Menschen die gerne Mittagsschlaf machen

- Wenig Durst, Verlangen nach warmen Lebensmitteln
- Abneigungen gegen Kälte und zu viel Stress – Wärme bessert
- Bei Frauen: Langer Zyklus, Neigung zu Wassereinlagerungen
- Nach innen gerichteten Emotionen wie Trauer, Angst, Depression, mangelndes Selbstwertgefühl, Grübeln
- Eher Schwächeerkrankungen, chronische Störungen, Blutarmut, Rheuma oder Herzschwäche

Selbstverständlich bedarf es in der Praxis eines TCM-Therapeuten nicht nur einer Liste, wie dieser das genaue Syndrom einzuordnen hat, dennoch bietet diese Beschreibung eine Orientierung für den ‚Hausgebrauch'. Es ist wichtig zu verstehen, wie sich energetische Störungen behandeln lassen, nämlich oft mit der entgegengesetzten Energie. Das bedeutet, dass eine Störung, welche durch Kälte ausgelöst wurde, sich gut mit Wärme behandeln lässt und umgekehrt. Da die TCM nicht nur Erkrankungen, Kräuter oder Zustände in der Natur in warm und kalt einordnet, sondern auch Lebensmittel, ergibt sich die Konsequenz, dass sich Missstände immer auch über die Nahrung beeinflussen lassen.

<u>Bei Menschen, die eher zu Yang- Störungen neigen, empfiehlt es sich daher:</u>

- kühlende und entspannende Maßnahmen
- die überschüssige Energie loszuwerden zum Beispiel in Form von Sport
- erfrischende Speisen wie: frisches Obst und Gemüse, Salate, Gurke, Melone, Quark, Pfefferminztee, Grüner Tee
- Akupunktur
- Wassertherapie nach Sebastian Kneipp zum Beispiel - Wassertreten

<u>Menschen die zu Yin- Störungen neigen, empfiehlt die TCM folgendes:</u>

- Kräftigende und wärmende Maßnahmen

- Warme Bäder, Thermalbad
- Wärmebehandlungen, wärmende Massagen
- Durchwärmende Lebensmittel wie: Maronen, pikante Gewürze, Walnüsse, Lammfleisch, Suppen, Eintöpfe, Kraftsuppe, Rotwein
- Wenn möglich eine Kur bzw. Urlaub um Ruhe zu finde

Ein spezifisches psychisches Ungleichgewicht entsteht in der Philosophie der Chinesischen Medizin immer durch ein energetisches Ungleichgewicht in einer der sogenannten 5 Wandlungsphasen.

Die Wandlungsphasen bezeichnen den Zyklus der Jahreszeiten Frühling, Sommer, Spätsommer, Herbst und Winter. In diese Jahreszeiten werden sämtliche Bereiche des Lebens eingeordnet.

Als kleines Beispiel: Der Frühling entspricht wie in der Natur der Entfaltungsenergie, die nach außen geht (Bäume und Pflanzen schlagen aus und wachsen), der Frühling repräsentiert also das Wachstum, so explosiv wie sich in dieser Jahreszeit die Natur verändert, entspricht auch die Emotion der Wut dem Frühling, so auch die kreative Entfaltung. Auf Organebene wird dem Frühling die Leber, Gallenblase, die Augen und die Muskulatur zugeordnet.

Im größeren Kontext wird auch das gesamte Leben eines Menschen in die Wandlungsphasen gegliedert.

Frühling: Der junge Mensch (Kind, Jugendlicher) hat Energie und entfaltet sich, er wächst.

Sommer: Der Mensch (20- 35 Jahre) steht in seiner vollen Blüte und arbeitet viel, es ist die Zeit des größten Schaffens.

Spätsommer: Beruflich hat man sich bereits gesetzt (35 – 55 Jahre), die Kinder werden größer und brauchen weniger Fürsorge, die Blätter werden langsam bräunlich, aber dennoch ist es warm und es ist noch ausreichend Lebensenergie vorhanden

Herbst: Es beginnt nun, dass man sich langsam etwas zurückziehen kann (55 – 70 Jahre), vom Beruf, von der Verantwortlichkeit der Kinder.

Das erste Resümee über das bisherige Jahr wird gezogen und die Ernte des Jahres wird eingezogen.

Winter: Der alte Mensch (ab ca. 70 – 100 Jahre) kann sich nun zurückziehen und sich vollständig auf sich konzentrieren, er wird weise und bereitet sich langsam darauf vor aus dem Leben zu scheiden.

Wann diese Phasen eintreten, hängt von vielerlei Faktoren ab, wie die Konstitution, Lebensführung oder bereits bestehende Erkrankungen. So ist es möglich, dass der Winter erst mit 85 Jahren eintritt, im Gegensatz dazu kann ein Mensch auch schon deutlich voraltern und sich mit 50 Jahren schon im Winter befinden.

Sie sehen nun also, dass sich in der Chinesischen Medizin nahezu alles in dieses Konzept einordnen lässt.

Ungleichgewichte in diesem System lassen sich über die Lebensführung und die Ernährung spezifisch beeinflussen, sodass das sogenannte Qi – die Lebensenergie wieder frei fließen kann und Körper und Seele in Einklang kommen.

Um die Emotionen gezielt zu beeinflussen ist es wichtig, die Wandlungsphasen, bzw. das Organsystem, welches gestört ist, genau identifizieren zu können.

<u>Die Wandlungsphase Wasser, bzw. Blase und Niere:</u>

Aus der Energie der Niere entsteht alle Lebensenergie. Wenn das Yin und das Yang der Niere nicht in Einklang stehen, so entsteht Angst, Unsicherheit, mangelndes Gottvertrauen, Schock oder Trauma.

- Lebensmittel um das Nieren Qi zu fördern sind: Hafer, Kürbiskerne und Öl, Maroni, Walnüsse, Meeresfisch, Reis, Sesam, Sesamöl, Soja, Nüsse generell

- Vermeiden Sie zu viel körperliche, als auch psychische Überanstrengung, gönnen Sie sich eine Pause und vermeiden Sie zu viel Kälte.

- Reduzieren Sie Nachtarbeit und gehen Sie vor 24 Uhr ins Bett. Vermeiden Sie Kaffee, Alkohol und sonstige aufputschende Substanzen. Vor zu viel sexueller Aktivität wird ebenfalls abgeraten.

Die Wandlungsphase Holz, bzw. Gallenblase und Leber:

Die Aufgabe der Leber ist es unter anderem einen freien Energiefluss des Körpers zu gewährleisten. Gerät das Yin und Yang aus den Fugen, so zeigt sich das häufig in muskulären Problemen. Oft findet sich Stress als Auslöser für eine Blockade des Leber Qi. Bei einer Dysbalance kommt es zu Reizbarkeit, Wutanfällen, Dünnhäutigkeit, Depression, Frustration, mangelnde Wahrnehmung von Glück. In der Regel findet sich der Auslöser in zu vielen Erwartungen welche enttäuscht wurden.

- Lebensmittel, um das Leber Qi zu harmonisieren sind: Rote Beete, Melisse, Fenchel, Lauch, Aprikose, Pfirsich, Mandarine, Salate, Zwiebeln, Kurkuma, Pinienkerne, Samen und Sprösslinge, Spinat, Roggen, Dinkel, Grünkern, Grüntee

- Reduzieren Sie ihre Erwartungen. Unerfüllte Erwartungen werden in der Regel zu Frustration und schädigen die Energetik von Leber und Gallenblase. In Folge dessen verschlimmert sich die eigentliche Problematik noch. Üben Sie sich in Geduld, lernen Sie Entspannungstechniken, Meditation oder Qi Gong.

- Vermeiden Sie Alkoholische Getränke, sehr scharf gewürzte Lebensmittel und angebratenes. Vermeidung von sämtlichen Alltagstoxinen – Umstellung auf Bio Lebensmittel, Reduktion von Medikamenten (Falls möglich)

- Eine Regelmäßige Kur mit Mariendistel schützt und regeneriert die Leber

Die Wandlungsphase Feuer, bzw. Herz und Blutkreislauf:

Das Herz ist in der chinesischen Philosophie der Sitz des „Shen“, dieser bezeichnet das Bewusstsein oder einfacher gesagt unseren Geist. Viele „Geisteskrankheiten“ finden in einem unausgeglichenen Herzen ihren Ursprung. Ist das Shen gestört, so zeigt sich dies im Gesicht. Bei einem gesunden Shen sind die Augen klar und glänzend, das Gesicht wirkt vital, bei einem schwachen Shen wirkt der Blick leer und kraftlos. Bei einer Störung dieser Wandlungsphase kommt es zu Vergesslichkeit, Schlafstörungen, schlechtem Selbstwertgefühl, verlangsamten Gedankenprozessen. Tiefere Störungen zeigen sich als Hysterie, irrationalem Verhalten (z.B. Psychosen) und Delirium.

- Häufig findet man bei Patienten das Vorliegen einer sogenannten Herz-Hitze, welche nicht selten durch die falsche Ernährung hervorgerufen wird. Bei solchen Patienten finden sich meist ein schneller Puls, leichte Erregbarkeit, Ein- und Durchschlafstörungen, Nervosität und andere Stresszeichen.

- Bei der Ernährung gilt es zu beachten: Bittere Lebensmittel entsprechen dem Botschaftsgeschmack des Herzens – ein wenig davon nährt das Qi des Herzens – zu viel davon schädigt es. Der Bittere Geschmack in thermisch kühlen Lebensmitteln senkt das Qi ab und beruhigt das Herz, dazu zählt: Ruccola, Endivie, Radicchio, Rosmarin, Thymian, Basilikum, grüner Tee. Lebensmittel die das Herz stark erhitzen und in aller Regel eher sparsam eingesetzt werden sollten sind: Kaffee, Chili, schwarzer Tee, Alkohol, Bitterliköre und Schnaps.

- Freude ist der Antrieb und die Motivation zum Leben, zum Reifen und zur Bewegung. Der Ausdruck der Freude ist die Liebe oder Gegenteilig der Hass. Beide Emotionen finden ihren Sitz im Herzen. Ein Grund weshalb aus tiefer Liebe schnell Hass werden kann. Da das Herz das erste Organ ist, welches auf Gefühlsregungen reagiert, benutzen wir es oft in Redewendungen, wie das gebrochene Herz, herzerwärmend usw. Eine wichtige Maßnahme, um das Herz energetisch zu stärken ist, das zu tun, was einem Freude bereitet.

<u>Die Wandlungsphase Erde, bzw. Magen und Milz:</u>

Magen und Milz stellen die sogenannte „Mitte" dar, besitzt ein Mensch eine starke Mitte, so kann er viele Dinge stemmen und Schwierigkeiten bringen ihn nicht schnell aus dem Gleichgewicht. Ein Mensch, der nicht in seiner Mitte ist, wird meist anfällig für viele Störungen. Daher ist der zentrale Aspekt in der TCM die Pflege des Verdauungstraktes.

Energetische Ungleichgewichte äußern sich hier in zu vielem Grübeln, sich Sorgen machen, Gedanken kreisen, Müdigkeit, Antriebsarmut, mangelndem Fokus, innere Verwirrung (der Geist wird trübe).

Die Stärkung der Mitte steht für viele TCM-Therapeuten im Mittelpunkt ihrer Arbeit. Die Tatsache, dass ein starker Verdauungstrakt in der Lage ist, Störungen auf anderer Ebene abzufangen, macht die zentrale Rolle dieses Funktionskreises deutlich. Leider ist unsere westlich/moderne Ernährungsweise für das Qi von Milz und Magen wenig zuträglich. In deutschen Küchen werden zu viele Produkte aus Weißmehl, Milch, Zucker und Fett verarbeitet, was die Funktion der Mitte einschränkt und ihre Kanäle regelrecht verstopft. Ein Mensch mit einem gesunden Verdauungstrakt leidet weder unter Durchfall, Verstopfung, breiigen übelriechenden Stuhlgängen, übermäßigen Blähungen, Hämorrhoiden, Schmerzen und Völlegefühlen. All diese Symptome bestätigen eine Störung des Qi im Bereich der Mitte.

- Der Magen und die Milz mögen warme Mahlzeiten. Seit es den Kühlschrank gibt werden vermehrt ‚zu kalte' Lebensmittel verzehrt. Um die eigene Mitte zu stärken sollte man sich bemühen mindestens 2 warme Mahlzeiten am Tag zu sich zu nehmen. Ein warmes Frühstück in Form von Getreidebreis (Congees *) hat sich in der TCM bewährt. Als Congee bezeichnet man eine Art Getreidesuppe die nach der Grundzubereitung je nach ‚Gusto' verfeinert werden darf. Ebenso sollten vorwiegend warme und zimmertemperierte Getränke getrunken werden, anstatt kalte.

- Lebensmittel, die Milz und Magen stärken: Samen und Sprossen, Gemüsesuppen, Zubereitetes Gemüse (keine Rohkost), warmer Apfel, warme Karotten, Kartoffeln. Getreide wie Dinkel, Hirse, Reis, Urkorn, Emmer, Roggen, Grünkern, Hafer.

- Die Milz ist in der Chinesischen Medizin dafür zuständig, im Verdauungsvorgang das wichtige vom unwichtigen zu trennen, Nährstoffe aufzunehmen und Schadstoffe abzugeben. Auch im seelisch-geistigen Kontext ist das ihre Aufgabe. Heute, in einer Zeit, in der die Menschen ständig mit Medien, Internet und Smartphone beschäftigt sind, wird die Milz praktisch mit Informationen überflutet. Solch eine geistige Informationsflut kann das Organ ebenso beeinträchtigen, wie ein üppiges Essen. Verzichten Sie ab und an auf die Errungenschaften der modernen Zivilisation und bemühen Sie sich, etwas Zeit mit sich selbst zu verbringen. Die Seele baumeln lassen, ausruhen, Muße sammeln, ist mindestens genauso wichtig für den Geist, wie die Herausforderung und die Arbeit.

Congee – Grundrezept:

So funktioniert der Congee: Das Getreide (z.B. Reis, Dinkel, Urkorn, Gerste, Hirse, Grünkern, Buchweizen, Vollkornweizen, Roggen) wird am Abend in einen Kochtopf gegeben, dazu kommt Wasser, das Getreide macht dabei etwa 1/3 aus und das Wasser 2/3. Im Anschluss kommt ein Geschirrtuch darüber und wird über Nacht so stehen gelassen. Am nächsten Tag kann der Brei nun gekocht werden. Hierzu sollte der Brei mindestens 60min – 240min auf dem Herd köcheln – bei Bedarf immer wieder Wasser zugießen um eine breiige Konsistenz zu erreichen. Grundsätzlich gilt, dass es besser ist den Brei so lange wie möglich köcheln zu lassen, da er so mehr Lebensenergie – Qi in sich aufnehmen kann.

Der Congee kann mit folgenden Lebensmitteln, je nach Geschmack, verfeinert werden:

Hülsenfrüchte, Nüsse, Gewürze, etwas Salz, etwas Honig, etwas Ahornsirup. Der Zusatz von Lein- oder Sesamöl hilft dabei das Nieren-Yin aufzubauen. Gewürze wie Zimt oder Ingwer bringen Wärme in den Körper und stärken das Yang

<u>Die Wandlungsphase Metall, bzw. Dickdarm und Lunge:</u>

Dickdarm und Lunge stellen eine der Grenzen des Körpers zu der Außenwelt dar. Aufgrund dieses Zusammenhangs öffnen sich die Organe in der Haut. Bei Erkrankungen der Lunge oder des Darmes zeigen sich zusätzlich häufig auch Hautstörungen. Die Organe Lunge und Dickdarm sind dafür zuständig, eine Barriere zur Außenwelt zu bilden, daher steht das Immunsystem im Zeichen des Metalls. Es gibt Menschen mit einem dicken Panzer nach außen, diese kann so schnell nichts beeindrucken. Menschen mit einer schwachen Energetik, lassen Krankmachendes schnell sehr dicht an sich heran. Bei einem Ungleichgewicht kommt es zu Traurigkeit, der Eigenschaft schlecht loszulassen, häufiges Gähnen und Seufzen, psychovegetative Müdigkeit.

- Dieser Funktionskreis lässt sich sehr gut mit körperlicher Betätigung stärken, speziell rhythmische Sportarten sind damit gemeint. Joggen, Tanzen, Fahrrad fahren oder Schwimmen sind dabei besser als Gewichte zu heben oder auf dem Tennisplatz Bälle zu schlagen. Ebenso stärkt der Kontakt mit Tieren die Energie der Lunge.

- Der Botschaftsgeschmack der Lunge ist scharfes. Bei einer Schwäche darf pikant gewürzt werden ohne es zu übertreiben. Geringe Mengen an Chili, Pfeffer und Ingwer stärken ohne zu überhitzen, während ein Übermaß erhitzt, dann austrocknet und somit eher reizend wirkt. Lebensmittel wie Meerrettich, frischer Ingwer, Lauch, Radieschen und Zwiebeln dürfen in der Küche großzügig verwendet werden.

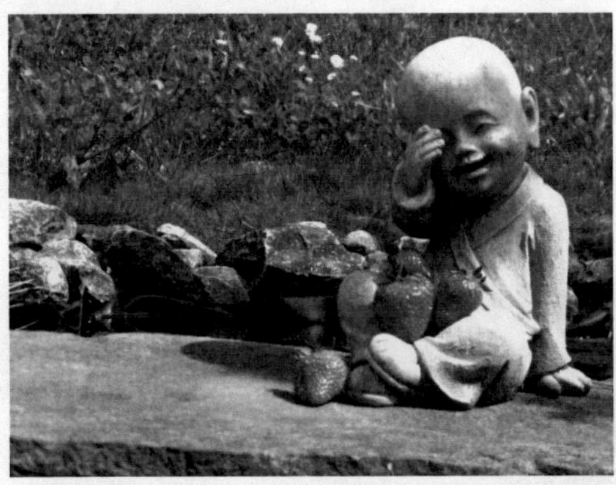

Allgemeine Regeln der 5- Elemente Lehre in der Chinesischen Medizin

- Regelmäßiges Essen zu festen Zeiten in einer ruhigen und entspannten Umgebung. Das Frühstück sollte, wenn möglich warm sein, die Hauptmahlzeit am Mittag und das Abendessen leicht und möglichst früh am Abend.

- Das Essen frisch zubereiten aus weitgehend naturbelassenen, regionalen Lebensmitteln. Meiden von Kantinenessen, Tiefkühlkost, Konservierte Lebensmitteln, denaturierte Lebensmittel.

- Beachten Sie ihr Hunger und Sättigungsgefühl. Es sollte sich weder überessen, noch hungrig vom Tisch aufgestanden werden.

- Die Wahl der Lebensmittel sollte unter Berücksichtigung der Jahreszeiten stattfinden. Im Sommer werden eher Lebensmittel gewählt die mehr Yin- Eigenschaften aufweisen (erfrischend/kühlend) wie z.B. Salat, Gurken, Beeren, Rohkost, Melone, Pfefferminze, Melisse, Grüntee, Reis, Jogurt – und im Winter eher Yang-reiche Lebensmittel (wärmend, energiereich) wie z.B. Lammfleisch, Fleisch allgemein, Pikante Gewürze, Eintöpfe, Kraftsuppen, Rotwein, Knoblauch, Yogi – Tee.

- Zwei von drei Mahlzeiten am Tag sollten warm sein. Getränke warm, mindestens lauwarm. Eiskalte Getränke und Lebensmittel schädigen das Qi von Milz und Magen in besonderem Maß.

- Congees, Suppen und erwärmte Gemüsegerichte sollten einen festen Platz auf dem alltäglichen Speiseplan finden.

- Die Mahlzeiten sollten möglichst vielfältig gewürzt werden. Kein Gewürz im Übermaß. Als Leitgedanke geht die chinesische Ernährungslehre davon aus, dass jede Mahlzeit die 5 Geschmacksrichtungen süß, bitter, sauer, salzig und scharf enthalten sollten.

- Die individuelle Konstitution sollte immer berücksichtigt werden.

- ❖ Getreide ist Fleisch und Milchprodukten vorzuziehen. Es wird hauptsächlich Gemüse und Getreide verzehrt. Milchprodukte und Fleisch machen ca. 15 – 20% % des Gesamten aus.
- ❖ Getränke vorwiegend warm. Alkohol und Kaffee wirken erhitzend, sie sollten nur mit Bedacht konsumiert werden. Pfefferminztee, grüner Tee, Melissentee, stilles Wasser und frisch gepresste Säfte wirken eher kühlend auf den Körper.

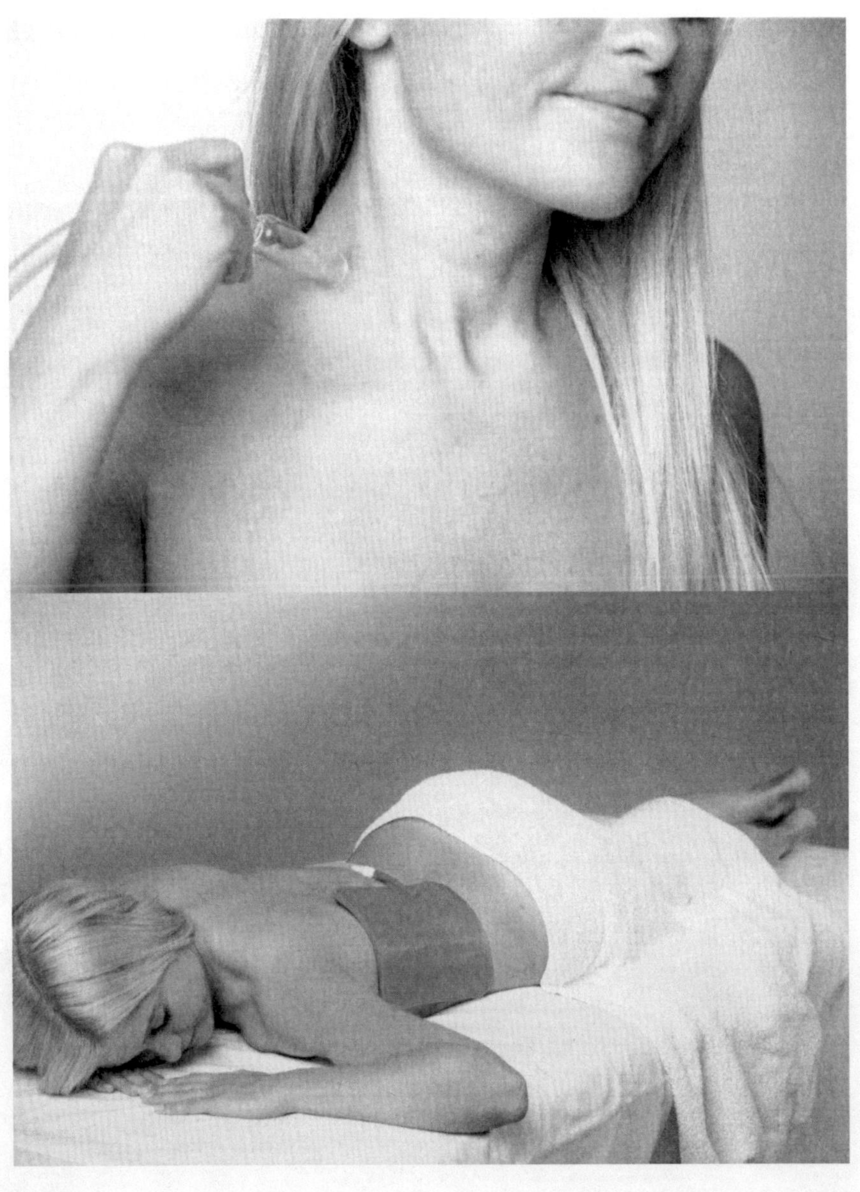

www.hevatech.de

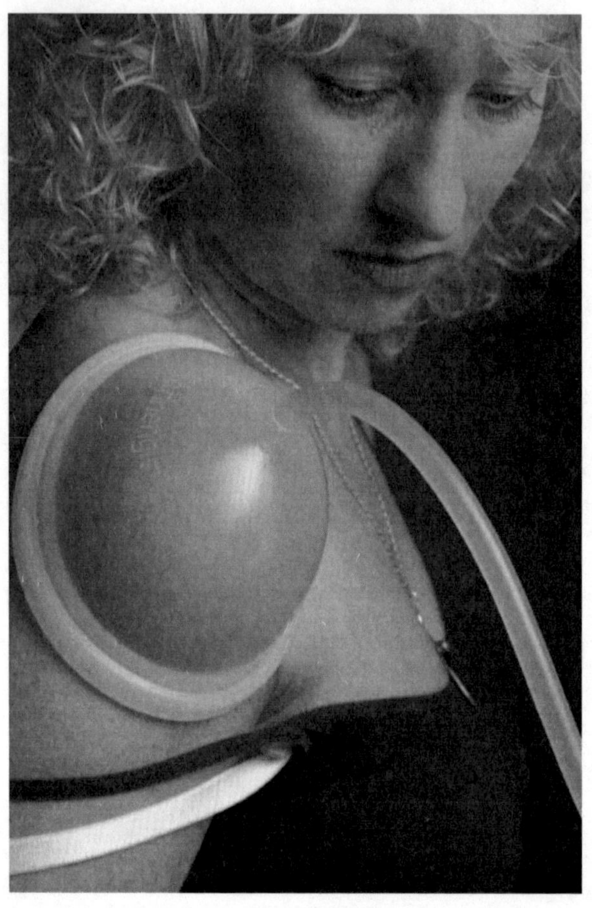